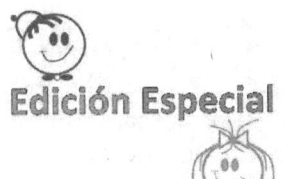

I0479401

MÉDICO DE GUARDIA

Luz y sombra de la práctica médica

Isaías Orozco Andrade

FOTOCOPIAR ES UN DELITO

Médico de Guardia. Luz y Sombra de la Práctica Médica
2023
Autor: Isaías Orozco Andrade
Registro Público del Derecho de Autor: 03-2023-042511182200-01
ISBN: 9798392959372

___

Edición Especial

Las ganancias obtenidas de la venta de esta obra serán destinados al diagnóstico y tratamiento de enfermedades en niños y niñas de bajos recursos económicos de Ciudad Juárez, Chihuahua, México.

___

El destino y manejo de los recursos serán administrados por el **Colegio de Pediatría de Ciudad Juárez** y **Fundación CATRE de Servicios Médicos de la Frontera**

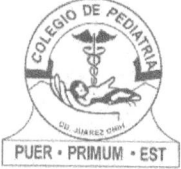
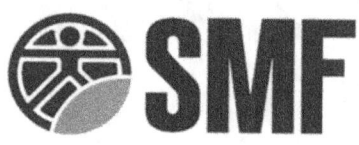
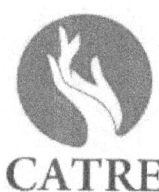

Dedicatoria

A mi esposa Paola y a mis hijos Isaías Alejandro, Daniel Isaías, Iván Fernando, Isabella y Matthew, mi fuente de amor e inspiración...

A mis padres Martha e Isaías, ejemplos de amor y entrega por la familia, a quienes debo mi vida...

A mis hermanos Xóchitl, Benito Abraham, Juan Carlos y Tamara por estar siempre a mi lado apoyándome incondicionalmente...

A mis entrañables maestros:

Dr. Carlos Nesbitt Falomir

Dr. Alejandro Seyffert Romero

Ejemplos de entrega y amor a la medicina...

A mis hermanos del alma:

Dr. Aníbal Acosta Loya

Dr. Salvador Acosta Estrada

Dr. Luis Fernando Aragón Rojo

Dr. Salvador González Ortiz

Por su respaldo siempre desinteresado

Prólogo

En su libro *Médico de Guardia. Luz y Sombra de la Práctica Médica*, Isaías Orozco Andrade, nos comparte la visión de la profesión médica como un apostolado o un arduo camino cuya preparación nunca termina, porque es un compromiso personal y social que dura toda la vida.

Mientras otras carreras concluyen con la graduación o la presentación del examen profesional, la del médico se extiende con el internado, con el servicio social, con la especialidad y con la actualización permanente. Un caminar que parece corto cuando se logra rescatar a un enfermo de las garras de la enfermedad o de la muerte, pero que muchas veces se ve obstaculizado por quienes ostentan el poder o los cercanos a ellos.

Médico de Guardia es un libro honesto, un reconocimiento a quien honor merece: "los héroes anónimos", como el autor los llama, y una denuncia abierta contra los que se han apoderado de la autoridad y sus beneficios por largos períodos de impunidad. Escrito de una manera amena y fluida, este libro adentra al lector en un mundo que no por humanitario y solidario con el dolor humano, carece de sus reflejos negros y de sus episodios vergonzantes.

La palabra que parece definir a este México en el que vivimos en 2018, es "corrupción". Una especie de ácido corrosivo cuyas gotas han caído en la mayoría de los ámbitos y actividades realizadas en nuestro país: políticas, religiosas, sociales y profesionales. La corrupción tiene grados y matices, pero su naturaleza abusiva de poder no cambia. Esta marca puede aparecer sutil o abigarradamente en la cultura no solo nacional, sino mundial, ya que ningún país se ha salvado de lidiar con su estigma. Por lo anterior, la aparición del libro del Dr. Orozco, surge como una valiente denuncia en un momento crucial que la sociedad mexicana en su conjunto requiere un cambio de paradigmas.

En estas narraciones, a veces conmovedoras, a veces dolorosas, se visualiza un hombre congruente y comprometido que se enfrenta a un sistema viciado y obsoleto, avalado por la tradición del compadrazgo, en el que, sin embargo, también logra encontrar seres solidarios para aliviar el dolor y la enfermedad de los ciudadanos más desvalidos y vulnerables en nuestro país: los pobres y los niños.

Esta colección de relatos, narrados a partir de la memoria con una mirada retrospectiva, son historias que podrían ser las de cualquier médico, templado en los hospitales de los pueblos y ciudades de México.

Después de leer este libro, el lector sabrá cuánta persistencia requieren aquéllos que, contra viento y marea, sueñan con ser médicos, y también conocerá las compensaciones que reciben para lograr la satisfacción de sus ideales.

El lector no volverá a ver igual a los médicos de guardia, pues su percepción se habrá calibrado entre sus luces y sus sombras.

Dr. Aníbal Acosta Loya

Índice

ERES MÉDICO YA
(Isaías Orozco Andrade)

Tantos años han pasado,
cuantas cosas se han vivido,
bella, triste o muy alegre
pero ha sido así la vida.

Lo creías como un sueño,
esto era tan lejano,
ser como aquel hombre bueno,
que de blanco se vestía y día a día.

Eres médico ya,
como tal tienes que pensar,
mucha gente hay con dolor,
a la cual tendrás que ayudar.

Eres médico ya,
tu camino bien fijo está,
no escatimes con lo que das,
pues la pena siempre valdrá.

Quizás fue duro el camino,
sacrificio ha costado,
todo esto se compensa,
si felices son tus padres.

Verás caras con tristeza,
otras más con sufrimiento,
y de pronto en un momento,
aparecerán sonrisas, de alegría.

Eres médico ya,
como tal tienes que pensar,
mucha gente hay con dolor,
a la cual tendrás que ayudar.

Eres médico ya,
tu camino bien fijo está,
no escatimes con lo que das,
pues la pena siempre valdrá.

Nunca mal debes tratar,
a la gente que te busque,
debes ser siempre sencillo,
y actuar con humildad.

No le cobres si no tiene,
buena obra tu harás,
y si quieres tú los otros
que tienen te pagarán, no faltará.

Eres médico ya,
como tal tienes que pensar,
mucha gente hay con dolor,
a la cual tendrás que ayudar.

Eres médico ya,
como tal tienes que pensar,
nunca busques el capital,
piensa más en lo espiritual.

Eres médico ya,
como tal tienes que pensar,
mucha gente hay con dolor,
a la cual tendrás que ayudar.

Eres médico ya,
tu camino bien fijo está,
no escatimes con lo que das,
pues la pena siempre valdrá.

Eres médico ya....

La canción está en la siguiente liga: https://www.youtube.com/watch?v=RjAvikWBkwc

Encuentro con el pasado

"Los errores y omisiones del pasado,

son peldaños del presente para alcanzar el éxito futuro"

Isaías Orozco Andrade

El fuerte viento del frío invierno no fue un impedimento para que el médico llevara a cabo su caminata rumbo al parque cercano a la que fuera la casa de sus padres. Con poco más de siete décadas de vida y un cabello plateado y algo escaso, seguía siendo un hombre que provocaba sonrisas sutiles y miradas coquetas de mujeres jóvenes y maduras, a pesar de que la fortaleza de sus años mozos ya menguaba.

Sin embargo, el corazón de aquel hombre de lento pero erguido caminar, seguía perteneciendo a Isabella, su más grande amor; y cada latido, abrazado a su mente e inspirado por su bella pero ya finada esposa, le daban la fuerza para seguir caminando por los senderos de la medicina, su segundo gran amor.

Después de caminar tres cuadras, el decano de la medicina finalmente llegó al parque que fuera testigo de sus mil y una aventuras vividas en aquellos terrenos áridos, ahora saturados de hermosos jardines y bellas flores, cuyos pétalos se cerraban poco a poco, en un intento por permanecer bailando al compás del astro rey, cuyos últimos destellos se apagaban lentamente con el atardecer.

Luego de caminar unos minutos y un buen número de pasos, el galeno decidió sentarse en una banca, justo frente a la escuela primaria, donde él tuvo el privilegio de estudiar seis años de su vida.

Observó que la estructura del edificio era exactamente igual, incluso ni el color de sus paredes había cambiado, pero se observaban detalles de ciertas renovaciones, y lo más notorio, era el gimnasio que parecía finalmente terminado, ya que, desde sus ayeres, cada familia pagaba una cuota anual para el proyecto de construcción de dicho recinto, mismo que, aún años después de que el galeno terminara sus estudios en tan noble institución, la obra ni siquiera se había comenzado.

Tenía 10 años cuando por primera vez decidió participar en el concurso de poesía, y su entonces mentora, le sugirió tres bellos poemas escritos por ilustres poetas mexicanos, uno para cada etapa del concurso. El primero, "En paz", de Amado Nervo, pseudónimo de Juan Crisóstomo Ruíz de Nervo y Ordaz, nacido en Tepic, ciudad que en vida del poeta se encontraba ubicada en el estado de Jalisco; el segundo, "Reír llorando", de Juan de Dios Peza, oriundo de la ciudad de México; y el tercero, "El brindis del bohemio", de Guillermo Aguirre y Fierro, nacido en San Luis Potosí.

La primera etapa del concurso la ganó compitiendo con los triunfadores de cada grupo de su grado escolar. En la segunda etapa, se enfrentó a los ganadores de cada grado escolar y también resultó triunfador; sin embargo, la niña que quedó en segundo lugar, era hija de un importante miembro de la junta directiva de la escuela, quien, luego de un par de fingidas lágrimas, convenció al coordinador del evento, quien habló con el pequeño futuro galeno y le dijo que él, como responsable del evento, tenía la última palabra, por lo tanto, su decisión final, fue que la pequeña llorona representaría a la escuela en la fase regional. Dada su inmadurez, inexperiencia, inocencia, nobleza, o como ustedes quieran llamarle, el pequeño, con lágrimas que francamente derivaron de lo más profundo de su corazón, solo le quedó aceptar tan triste designación, primera muestra en su vida, de que el ser humano puede corromperse sin respetar condición alguna, y que el abuso del poder puede infiltrarse hasta en los seres más nobles e inocentes.

Luego de este impactante flashazo de su vida, llegaron a su mente un sin número de momentos, que sin saber cómo, ni cuándo, en algún instante, en algún suspiro, los dejó en "el baúl de los recuerdos" de su vida...

Lo inimaginable

La inocencia de la infancia te da el derecho de no programar tu futuro, de no quebrarte la cabeza pensando en la profesión que tendrás que ejercer durante buena parte de tu vida; o más bien, te da el derecho de soñar e interpretar el papel del bombero, del médico, del papá, de la mamá, del policía, del detective o, ¿por qué no?, el papel que durante mucho tiempo ocuparan nuestros padres: el de superhéroes.

En realidad, ¿Qué pasa por la mente de un niño respecto a su vida futura?, ¿Qué hay de sus sueños e ilusiones?, pero, ¿qué me pasa?, ni siquiera tengo el derecho para entrar a la intimidad del pensamiento alegre y juguetón, activo y creativo de ese valioso tesoro llamado niño.

Desde el fondo del abismo del baúl de mis recuerdos, hoy emanan de mi mente mil momentos olvidados, momentos que por diversas circunstancias se fueron quedando rezagados en el diario mental de mi vida; pero, ¿cuánto puedo recordar de mi pasado? ¿Cuál es el principio de mis recuerdos?, seguramente esto les provoque risa, confusión o hasta aburrimiento. Creo que sería buena idea que ustedes se hicieran la misma pregunta, así se darían cuenta de que realmente no es tan fácil contestarla, porque con mucha facilidad, los niños pueden tomar el rol de adultos, pero cuán difícil es para los adultos interpretar el papel de niños.

Seguramente, durante mi infancia las cosas las veía más simples y con mayor claridad; sin embargo, lo que si les puedo asegurar es que mi niñez tuvo una muy buena dosis de felicidad, aquella que no se alcanza plenamente, pero se te entrega a manos llenas, y en breves, pero grandes momentos.

Realmente tuve la oportunidad de conocer el rincón de mi mundo: mi barrio tan querido; donde no solo bastó simplemente ser un niño, también había que ser amigo, hermano, confidente, futbolista, beisbolero y hasta aprender las técnicas más sofisticadas buscando alcanzar el dominio del arte del buen jugador del trompo y del yoyo.

Aunque durante ese tiempo, también tuve la oportunidad de entrar en el juego más importante de la vida... el de la preparación académica.

Como olvidar mi primer día de clases en el glorioso Jardín de Niños 20 de noviembre. Estoy seguro de que entonces no imaginaba lo que me esperaba; sin embargo, tenía el deseo de verme jugando con otros niños de mi edad, de estrenar mi lonchera (metálica, como en aquellos tiempos) y de estar al lado de mi hermana en la escuela. Pero, cual fuera mi sorpresa, ¡la inscripción no incluía el asiento de mi madre!, ¡que tragedia la mía!, ella tendría que retirarse de mi lado. Por primera vez, creo que tuve conciencia del sentimiento de la separación de un ser querido, de la soledad; no sé si ustedes vivieron alguna situación similar, pero de lo que estoy plenamente seguro, es que esto provocó en mí, un ataque de llanto inconsolable.

Les aseguro que si en ese tiempo me hubiera dado cuenta del oso que escenifiqué, realmente lo hubiera pensado dos veces antes de haber llorado como un niño –perdón, es que ahora veo la situación con ojos de adulto–, en fin, lo hecho, hecho está.

Poco a poco, los miedos y temores se fueron desvaneciendo durante el período de adaptación en la nueva etapa de mi vida, creo que esto me llevó más o menos de dos o tres días –muy prolongado, ¿no creen?–. Así pasaron los días, las semanas y los meses, y sin darme cuenta, ya podía deleitarme parafraseando todos y cada uno de los colores del hermoso e impresionante arco iris, inclusive, ya podía cantar, bajo conocimiento de causa, "Las vocales" del gran Don Gabilondo Soler (Cri Cri).

No sé si fue mi capacidad intelectual o el gran cariño que recibí de mis educadoras del Jardín de Niños, que, siendo un párvulo de tercer año, me otorgaron la responsabilidad de dirigir un discurso a los padres de familia, donde, además, junto con grandes amigos (hasta la fecha) y otros compañeritos, representamos una hermosa obra teatral, en la cual, defendíamos el cuidado de la naturaleza, tristemente lastimada desde entonces.

Existen circunstancias que marcan el camino de la vida de un hombre y, verdad o mentira, creo que el siguiente relato selló fuertemente mi futuro: "Esperaba con ansia el desfile de la primavera, y por azares del destino –bueno, más bien por un galeno que me diagnosticó principios de fiebre reumática–, me tocaba la famosa inyección de cada veintiún días, y a pesar de que luché con todas mis fuerzas contra mi madre y mi muy querida enfermera Tita (q.e.p.d.), no me fue posible escapar de tan dolorosa aplicación. Mis ilusiones se vinieron completamente abajo, ya que la cojera que me provocó el inconfundible dolor de nalga post-inyección, no me permitió asistir a tan anhelado evento".

Es probable que en esa época solo pensara en divertirme, pero creo que la frustración y el dolor que sentí entonces dirigió mi camino hacia la creación de la "Liga de los niños contra las inyecciones" –lo cual nunca llevé a cabo—, pero nunca imaginé que este hecho, realmente dejara huella en lo más profundo de mí ser.

El mago Mandrake

Todo cambio siempre es difícil, sobre todo cuando se trata de dejar a quienes durante 3 años convivieron estrechamente contigo, con quienes por primera vez aprendiste valores de respeto, lealtad y amistad; aquellos a quienes entregaste y compartiste sentimientos de amor, cariño, admiración, y pocas, pero muy pocas y contadas veces, enojo o decepción.

Realmente fuimos muy pocos quienes continuamos juntos a la siguiente etapa de la educación: la escuela primaria. En mi caso solo fue Mario, quien, con el tiempo, de ser un compañero más, pasó a convertirse en uno de mis contados mejores amigos.

Es difícil pensar que en un abrir y cerrar de ojos tendrás que alejarte de tus maestras, quienes no solo se entregaron en cuerpo y alma durante los primeros pasos de tu educación, sino que generosamente una y mil veces fungieron como madres, amigas y consejeras, en el afán de entregarte los cimientos de tu preparación académica, amén de esforzarse por hacer de ti un buen alumno, futuro ciudadano y mejor hombre.

Sorpresivamente, al llegar a la primaria, ves con alegría que las educadoras que creíste dejar en el Jardín de Niños te siguieron paso a paso, y tal vez tengas frente a ti diferentes caras, pero siempre encontrarás la mano amiga y su dulce sonrisa, y sin darte cuenta, tu gran tristeza poco a poco se va desvaneciendo para convertirse en un perdurable y hermoso recuerdo.

En la primaria todo fue de menos a más, los amigos, los conocimientos, el peso, la estatura, etc. En esta etapa, fue brotando mi gusto por la poesía y la oratoria. Recuerdo que en el cuarto año gané el concurso de poesía de mi escuela, lo cual me hacía representante en la competencia de zona; sin embargo, nunca falta la niña llorona que no sabe perder, pero tampoco nunca falta el maestro que quiere remediar y acallar injustamente ese llanto con el tradicional volado. En fin, tal como ustedes ya lo saben, la niña llorona fue en mi lugar y desde entonces, sigo leyendo hermosos poemas y escribiendo canciones, pero jamás volví a participar en tales eventos. Por cierto que el citado maestro, quien sustituía a nuestra profesora, llevaba el lema de que "la educación con sangre entra" y ¡vaya coscorrones y reglazos que nos arrimaba!

Parte fundamental de mi preparación, fue mi maestra Delfina, de quinto y sexto año, ya que con ella aprendí el gusto por la lectura y mejoré sustancialmente mi ortografía. Mi querida maestra Delfina fue puntal no solo en mi preparación académica, de ella también aprendí el valor de la bondad. En aquella época, suspendieron los desayunos escolares, por lo que nuestra mentora nos enviaba a un supermercado cercano a comprar pan, salchicha y leche para ofrecer sándwiches a quienes no tenían la fortuna de probar un bocado matutino y, de paso, uno que otro tragón también saboreaba de ese modesto manjar a pesar de haber desayunado en casa. Como olvidar el gran ejemplo de vocación, compromiso y responsabilidad de mí maestra. Despúes de terminar su jornada académica matutina, se dedicaba a visitar las casas de los compañeros que no habían asistido a clases, con la finalidad de conocer las razones de su ausencia. Lo mismo regalaba un cuaderno al que se ausentó por falta de material escolar, como una pequeña cantidad de dinero, pero de gran ayuda para aquellos pequeñitos que lamentablemente se ausentaban de clases para poder participar en actividades laborales y apoyar a la pobre economía familiar. Incluso, en no pocas ocasiones, ayudó con atención médica a aquellos alumnos que eran motivo de maltrato físico por parte de sus progenitores. ¡Mi reconocimiento a ese gran ser humano!

En una ocasión, ella nos pidió que leyéramos un libro llamado "Los huevos de Pascua" (creo que el autor fue Christoph von Schmid) y que hiciéramos un resumen de este, para lo cual trabajé arduamente.

Pienso que el esfuerzo valió la pena, porque recibí una felicitación de mi mentora. Pero, no todo fue felicidad, pues al salir de clases, mi hermano menor tenía una pequeña diferencia con dos hermanos que les apodaban "los cuates", quienes querían golpearlo, motivo por el cual tuve que salir en su defensa, porque sea dicho de paso, para mí, primero es la familia y después… la familia. A pesar de que solicité apoyo a mis compañeros del salón, ninguno salió al quite, ya que "los cuates" tenían fama de ser muy broncos, por lo que no me quedó de otra que aguantarme el miedo y entrarles a los catorrazos; sin embargo, y para mi fortuna, uno de ellos cometió un groso y grave error: tirar al lodo mi trabajo de los ya mencionados "Huevos de Pascua", lo cual provocó que tuviera los huevos…. de pascua —¡claro, pues que pensaban!— sucios y maltratados por el fango, y esto encendió gran ira en mí; lo que me confirió las fuerzas para darles una lección a tan desagradables individuos.

En fin, esto también me recuerda, que, en otra ocasión, alguien me avisó que un "voceador" quería golpear a mi hermano y, ni tarde ni perezoso, de nuevo intercedí en su defensa, sin embargo, fue hasta ese momento, hasta que recibí el primer catorrazo, que me enteré de que no se trataba de un "voceador" —de periódicos— sino de un "boxeador", bajo de estatura, pero de mayor edad y con muy buen punch. Qué importancia tiene una adecuada pronunciación de las palabras —¿no creen?—. Y mi hermano, bajo promesa de correr a solicitar ayuda en casa, cual mago Mandrake, simplemente… desapareció.

Con todo y la golpiza recibida, siempre fue satisfactorio defender a mis pequeños hermanos. Luego de recoger, tanto la mochila de mi hermano como la mía, y sin ningún espaviento para no generar burlas de los asistentes a tan poco gloriosa pelea, seguí mi caminar a la casa y, ¡cual fuera mi sorpresa!, mi hermano estaba sentado a la mesa, disfrutando de la deliciosa sopa que mi madre había preparado.

Lo que bien se aprende, nunca se olvida

Luego de un par de horas, una parvada de pájaros distrajo la atención del galeno y fue abrazado de nuevo por la realidad. Tomó su bastón, y con esfuerzo, logró erguir su cuerpo y con cierta dificultad retomó su caminata.

Pasos más adelante, se fue adentrando entre los jardines del parque y el sutil perfume de aquellos rebosantes rosales le hicieron recordar sus incipientes encuentros con la adolescencia justo en esos rincones, cuando tuvo que poner a prueba su timidez frente a su primer intento de noviazgo con una bella doncella, quien amablemente y con una dulce sonrisa le expresó su negativa. Cada experiencia, por mínima que parezca, enriquece nuestras vidas con grandes enseñanzas y aprendizajes, y esta situación, no fue la excepción en la vida del galeno.

El contacto con la naturaleza le recordó cuán grande es llenarse de vida. El trinar de las aves, la fragancia de las flores, el correr del agua, los rayos del sol y hasta el zumbido de los mosquitos, le hicieron ver que, en su cansada existencia, casi se extingue esa bella experiencia, en el afán de convertirse en un médico de excelencia.

Siguiendo su travesía, llegó a un pequeño quiosco en el centro del parque, estructura que en su tiempo sirviera como tienda, donde se podía adquirir desde un ácido tamarindo, hasta una bola de nieve con coco o un trozo de chicharrón con salsa picante, sin olvidar, el famoso y perjudicial refresco de cola.

A un lado del quiosco, aún pudo observar los resquicios de lo que, en su momento, fuera una hermosa fuente, la cual, era adornada con brillantes reflectores en tonos azul y verde. Grata fue su sorpresa cuando a la izquierda de la fuente, encontró una hermosa banca de hierro forjado, aquellas de estilo colonial, en color verde, con hermosas figuras en su respaldo y con tres tiras de madera que formaban la estructura del asiento. No pudo dejar la oportunidad de disfrutar esa bella obra de arte y aprovechó para descansar de nuevo.

Justo frente a él, se encontraban las canchas deportivas, donde un grupo de párvulos acompañados de su maestro, realizaban diversas actividades físicas; por un lado, las niñas disfrutando las actividades de gimnasia y volibol, y por el otro, el grupo de niños disputando un reñido partido de futbol, tratando de emular a las grandes luminarias de este popular deporte, pero ejerciendo habilidades que en algunos de ellos, algún día, seguramente les permitiría formar parte de la élite profesional de esa actividad.

Pero tan grande es la sed de alcanzar el éxito en el ámbito profesional del deporte, que incluso muchos padres de familia roban e invierten la niñez de sus hijos en entrenamientos prolongados y fatigantes, en el afán de conseguir esos excesivos e insultantes salarios y jugosas regalías que se ofrecen a las grandes estrellas del entretenimiento físico. Y no es que debamos demeritar dichas actividades y sus recompensas económicas, pero a la luz de toda la humanidad, vemos profesiones donde se ejercen actividades con tanta entrega y tenacidad, que a pesar de la falta de insumos e infraestructura laboral, dejan de lado su núcleo familiar y arriesgan hasta sus propias vidas, con el principal objetivo de salvaguardar la integridad de propios y extraños; unos alejándolos del analfabetismo y la ignorancia y, otros, protegiendo su salud y curando sus enfermedades, pero en todos los casos, devengando paupérrimos salarios y escasas o nulas prestaciones.

Luego de un par de goles y algunas tarjetas amarillas, el galeno decidió emprender de nuevo su paseo a través de los caminos sinuosos del parque, pero tan llenos de recuerdos.

De regreso a la que fuera casa de sus padres —donde dejó estacionado su automóvil—, el galeno caminó a paso lento en las zonas limítrofes del parque y gratamente se topó con el jardín de niños, aquél que en su momento tuviera nombre y ubicación diferentes, y en el cual, el galeno tuviera su primer contacto con la educación escolar.

A través de la reja, pudo observar algunos pequeños que jugaban en la resbaladilla y, frente a ellos, se encontraban un grupo de mujeres atendiendo las indicaciones de quien parecía ser la maestra de ese grupo.

Ya a punto de retirarse del parque, el galeno escuchó el acceso de tos de uno de los chiquillos y, al girar su cabeza, pudo ver al niño con sus facies de angustia, el color rojo de su cara y el incipiente color morado de sus labios, por lo que, a pesar de su dificultad para caminar, su instinto vocacional le dio la fuerza y velocidad para llegar rápidamente donde se encontraba el pequeño. Otro niño ya corría para llamar a las mujeres en el aula, pero el galeno, sin esperar, tomó al infante entre sus brazos y realizó la "maniobra de Heimlich", una acción de primeros auxilios, donde quien la efectúa, abraza por la parte posterior a quien se encuentra en peligro de ahogarse y con sus manos entrelazadas ejerce presión en el epigastrio (zona en la línea media y superior del abdomen, también llamada "boca del estómago"), hasta que el paciente expulsa el objeto que obstruye su vía respiratoria. Justo en el momento en que llegó el grupo de mujeres, el niño estaba expulsando la pequeña rueda de un carrito de plástico, con el cual, el niño se encontraba jugando previamente. La madre abrazó suavemente a su pequeño hijo y, caminó unos pasos, para luego sentarse y tratar de calmar su angustia y temor, tan solo de pensar, en lo que pudo haber sido, una consecuencia fatal del evento.

La maestra se acercó al exhausto anciano y le abrazó, expresándole su agradecimiento por tan loable acción, y junto con el resto de las mujeres ahí presentes, le ofrecieron una emotiva sinfonía de aplausos. Luego de unos instantes, la educadora le preguntó:

—¿Es usted médico?

Y el galeno, con una discreta sonrisa respondió:

—Lo fui, tal vez aún lo soy, pero lo "que bien se aprende, nunca se olvida".

Ideología y abnegación

Luego de la proeza realizada en el jardín de niños, el galeno continuó su caminar rumbo a la que en otra época fuera la casa de sus padres.

Justo a una cuadra del parque, el anciano se encontró con un par de construcciones que, en su infancia, fueron lugares frecuentemente visitados por él. La primera, fue una pequeña fonda, a cuyo dueño le apodaban Milo, tal vez porque su nombre de pila era Emilio. Milo tenía la cualidad de ser un excelente cocinero, y en los tiempos de la educación primaria, el médico prefería no gastar en la escuela el dinero que su padre le daba, ya que disfrutar de los burritos de carne deshebrada de Milo, eran una verdadera delicia.

El otro lugar, era la más famosa tienda de abarrotes del barrio: "El Chubasco", a cuyo dueño le decían "Don Chuy". Era una pequeña tienda, pero en ese lugar podías encontrar todos los víveres necesarios para alimentar a la familia. Era un comercio donde la atención era muy familiar, con un trato cálido y cordial. Don Chuy, era una buena persona, ya que los productos obtenidos, se podían pagar al contado, o como en aquella época se acostumbraba, podías llevar tu libreta y anotar a crédito tu compra y pagarla después. Por cierto, no se pagaban intereses por el favor recibido. Bastaba con empeñar la palabra para que Don Chuy confiara en sus compradores. No como ahora, donde los bancos y tiendas departamentales consumen la economía familiar de quienes ilusamente creen en las ficticias ofertas y planes de financiamiento de tales negocios.

Luego de corroborar que fonda y tienda ya no existían, el galeno continúo con su caminata, apoyándose cada vez más en su bastón. Al llegar a la esquina, giró hacia la derecha y al ver el horizonte de la calle, una brisa de recuerdos activó otra escena de la película de su vida. Como si hubiera sido apenas ayer, vino a su memoria aquella calle, cuyo asfalto estaba plagado de "baches", y las paredes de las diversas vecindades solo tenían resquicios de aquella pintura de colores alegres y muy mexicanos.

A la derecha se veía aquella casa verde limón, donde lamentablemente, un padre lleno de ira golpeó a su esposa casi hasta provocar su muerte, y a su pequeño hijo le ocasionó un fallecimiento instantáneo al golpearlo con un tubo de metal en la cabeza. Dicha escena no era adecuada para un escolar de apenas nueve años, pero este evento fue parte de las experiencias vividas en una barriada con altos índices de violencia y pandillerismo. Jamás fue sencillo olvidar, que, desde la calle, en la pared se veían las manchas de sangre de esas dos víctimas inocentes de la patología de la pobreza.

Más adelante, por esa misma acera, se observaba la vecindad de color azul rey, donde vivía un panadero, quien tenía un hijo discapacitado. Cuentan que el tahonero, era asiduo al alcohol, y un día, que llegó embrutecido de borracho, no pudo controlar la camioneta que venía manejando, y lamentablemente, estrelló su vehículo contra la pared. Cual fuera su sorpresa, que, al bajarse del automotor, vio a su hijo adolescente impactado entre la camioneta y la pared de la casa. El muchacho falleció instantáneamente debido a un trauma cerebral severo.

En esa misma vecindad, cuando apenas rebasaba los 11 años, el galeno tuvo que escenificar otra pelea más para conseguir el respeto para él y para sus hermanos, ya que constantemente era motivo de insultos y agresiones por un par de hermanos que habitaban en dicha vivienda a los cuales les apodaban "El Chapo" y "El Pepe". Ya cansado de los agravios al pasar por esa calle, o bien, de tener que usar una vía más larga hacia su casa, buscando evitar a dichos individuos, un día, se llenó de valor y decidió ponerle punto final a las ofensas y a sus temores. Primero lanzó un certero puñetazo en la cara a "El Pepe" quien cayó en la banqueta, y "El Chapo", al ver la caída de su hermano, prefirió iniciar la retirada, y apenas abría la puerta de su casa, cuando el galeno, con una "patada voladora", logró lanzarlo hasta la cocina, donde el temeroso contrincante prefirió esconderse. Orgulloso del resultado, tomó su mochila e inició de nuevo el camino hacia su casa, cuando de pronto, recibió un par de "escobazos" en la espalda, de parte de Silvia, la hermana mayor de sus dos contrincantes, como muestra de reclamo y enojo por haber lastimado a sus dos "buenos" hermanitos, por lo que, ni tarde ni perezoso, tuvo que acelerar la huida. Aunque tiempo después, dichas rencillas se quedaron atrás.

Que bellas épocas, pensó el anciano, porque, a pesar de algunos momentos difíciles en su niñez y adolescencia, de cada uno de ellos, logró aprovechar las experiencias vividas, atesorando el aprendizaje que cada una de éstas dejaron en su vida.

Luego de caminar unos pasos más, los recuerdos regresaron. Y vino a su mente la panadería frente a la vecindad azul, donde en algunas ocasiones, ayudó a traer la leña para el horno, y como retribución, recibía una deliciosa "esponja de chocolate" (también llamada concha). A un lado de la panificadora, se encontraba otra fonda llamada "La Pasadita", donde preparaban unos suculentos tacos de papa, un manjar para el hambriento con escasos recursos monetarios.

Unos metros más adelante, en la esquina del lado izquierdo, se encontraba ubicada la tortillería del barrio, donde además de ricas tortillas de maíz, también vendían chicharrones de cerdo y deliciosas salsas, entre otros productos comestibles. Y frente a este comercio, se encontraba la pequeña fábrica de nieve y paletas frías "La Regia", negocio donde el galeno tuvo la oportunidad de ganar sus primeros pesos vendiendo los productos de la paletería, en los llamados "carritos de paletas".

Ya un poco fatigado, dio vuelta a la izquierda de la tortillería, y desde ahí, a una cuadra de distancia, pudo observar la que fuera, por poco más de 45 años, la casa de sus padres, lugar frente al cual dejó estacionado su vehículo antes de iniciar la caminata.

Al llegar a la vivienda, pudo ver que la estructura del inmueble ya estaba francamente cambiada, con una arquitectura más moderna, aunque un poco deteriorada. Cuando él apenas cursaba su segundo año de primaria, la casa tenía una fachada muy sencilla, solo contaba con la puerta de entrada y una ventana a la derecha; ni siquiera estaba pintada, tenía una capa de cemento rugoso y solo algunas partes de la pared estaban pulidas, y al frente, dos pequeños árboles, flanqueados por escasos metros cuadrados de tierra.

Justo en esa época, el padre del galeno era un activo luchador social. Hombre de carácter fuerte, que habitualmente no demostraba sus afectos por la gente que amaba, pero con una gran vocación de servicio, siempre ayudando al prójimo. Literalmente, se quitaba la camisa para dársela al necesitado. No cabe duda, un ser humano excepcional, que, siempre inculco en sus vástagos, la ideología de ayudar a otras personas sin esperar nada a cambio, de poner permanentemente un granito de arena para eliminar las injusticias sociales y lograr un mundo mejor para las nuevas generaciones.

Con relativa frecuencia, el padre del galeno era detenido por la "policía secreta" (tan secreta que todo mundo la podía identificar). Y todo por su ideología socialista, por querer cambiar el mundo, por anhelar un planeta libre de pobreza, por luchar contra el hambre y la desnutrición de la humanidad, por su esfuerzo permanente de querer erradicar la corrupción y a sus principales gestores, políticos ladrones que, insaciables, permanentemente dejan en la miseria las arcas del erario.

Fue tal la persecución de autoridades del gobierno por acallar a su padre y a otros luchadores sociales, que, en una ocasión, durante la quietud de la noche, un grupo de cobardes enviados por el gobierno, lanzaron "bombas molotov" a la puerta de la casa y al carro de su padre. Afortunadamente, la bomba lanzada a la vivienda no logró incendiarse, y fue como sus padres, sus pequeños hermanos y él, pudieron salir para refugiarse en la casa de al lado, donde habitaba la enfermera "Tita". Lamentablemente, a pesar del esfuerzo de los vecinos por apagar el fuego provocado por el segundo explosivo, éste consumió completamente el vehículo de su padre, el cual, fue adquirido con el fruto de ahorros y sacrificios económicos. Pero, ni ese momento, ni otras circunstancias similares, lograron que su padre dejara las actividades a favor de los más necesitados. Al contrario, esa fue una muestra más de lo que un mal e impositivo gobierno hace por mantener de manos atadas a su pueblo para continuar en el poder.

El galeno siempre admiró a su padre, por su entrega incansable a las causas nobles, pero a la par, también reconocía, con gran orgullo, la entrega y abnegación de su amorosa madre. Mujer que, a pesar de las difíciles circunstancias, siempre apoyó a su marido. En no pocas ocasiones, las detenciones de su esposo implicaban días de ausencia; momentos de incertidumbre y soledad a cargo de sus tres primeros hijos, sin contar, habitualmente, con el apoyo de familiares o amigos. Fueron épocas donde hubo que demostrar fortaleza. Y vaya que supo sacar adelante a sus hijos, a pesar de que la mayoría de las ocasiones tenía nulo conocimiento del paradero de su cónyuge. Había que actuar, no podía quedarse de manos cruzadas esperando a que su consorte apareciera para cubrir las necesidades de la familia. Así que, olvidando la pena, y por el amor a sus hijos, tuvo que hacer uso del crédito que Don Chuy ofrecía a los clientes de su tienda y, de esa forma, en más de una ocasión adquirió los elementos necesarios para alimentar a sus hijos.

Fueron tiempos difíciles, pero esos dos seres extraordinarios, fueron quienes criaron y formaron al galeno y al resto de sus hijos, cuya principal herencia, sería el amor a la humanidad y a la naturaleza, así como el compromiso permanente de ayudar al prójimo, al más necesitado.

Mi amigo Mario

Definitivamente los tiempos de la educación primaria fueron grandes, pero más grandes aún, los amigos durante esa época. Tal vez los dedos de mis manos se quedaron cortos, porque durante esos tiempos realmente tuve muchos amigos (y conste que dije amigos) y escasos compañeros. Esto lo comento, porque ya de adultos, dicha situación es completamente contraria, nos sobran dedos para contar a los amigos.

Pero quien durante mi niñez dejó una gran huella, fue mi amigo Mario, quien en ese entonces era un personaje muy peculiar, delgado, moreno, pelo largo, con su nariz aguilucha y su buen humor todo el tiempo a pesar de sus grandes carencias económicas; además, tenía una frase célebre: "ta'bien, ta'bien, soy pobre, soy pobre". Durante buen tiempo, Mario me permitió aprender que la diferencia socioeconómica, es solo un escaparate, ambos aprendimos que entre amigos el único contrato es la amistad y creo que cumplimos todas las cláusulas al pie de la letra.

Mario era alegre, trabajador y definitivamente nunca renegó por no haber nacido en sábanas de seda, al contrario, realmente se sentía orgulloso de su origen, aunque dicha condición, algunas veces provocó problemas con compañeros de mente muy estrecha, que creían que el dinero lo era todo en la vida. ¡Vaya enseñanzas de sus padres!

Pero lo más triste de todo, es que alguna vez, una de mis maestras se atrevió a pedirme que me alejara de su amistad, ya que, según ella, no era una buena influencia para mí; cuan equivocada estaba, ya que sucedió todo lo contrario, Mario se adaptó fácilmente a nuestro equipo y de manera sustancial mejoró sus calificaciones.

Como les decía, Mario realmente no tenía complejos, con frecuencia nos invitaba a elaborar la tarea en su casa y gustosamente sus leales amigos aceptábamos la invitación. Él vivía en una vecindad de la gloriosa colonia Obrera; recuerdo que el baño era común para todos los inquilinos, y su apartamento estaba constituido por la cocina y la recámara, donde habitaban, además de Mario, su madre, dos hermanas y el hermano mayor.

Cuando salíamos de casa de Mario, nuestras ropas se impregnaban de un aroma muy peculiar, ya que la estufa de su morada era de petróleo. En una ocasión, cuando llegué a mi casa, una de mis hermanas hizo referencia a que dicho aroma, era el olor de la pobreza y, cual fuera su sorpresa, que mi padre la escuchó y fue motivo de un severo regaño.

Aunque más que una reprimenda, yo creo que fue una enseñanza de mi padre, mostrándonos la importancia de que siempre debemos velar por los más desprotegidos (los más pobres de los pobres) y que, ante los ojos de Dios, todos somos iguales para Él.

En una ocasión que fui de visita con familiares en la fronteriza ciudad de Tijuana, tuve la oportunidad de recibir algo de dinero de parte de mis tíos, con lo cual pude comprarle a mi buen amigo Mario una camisa, un pantalón y un reloj con carátula de Popeye el Marino, cuyos brazos eran las manecillas de dicho aparato; ¡cómo me sentí orgulloso! ¡Y cómo se sintió feliz mi amigo al recibir los regalos!

Al terminar la escuela primaria, Mario tuvo que emigrar a Ciudad Juárez, esto por motivos de trabajo de sus hermanos y de su madre, allí fue donde Mario terminó la secundaria, culminando hasta ahí, su preparación académica.

Pocas veces volví a verlo, y en una ocasión, desafortunadamente me enteré de que mi buen amigo se encontraba envuelto en el consumo de las drogas, de donde ustedes saben, muchas veces es imposible salir de ese hoyo que cada vez se hace más profundo. Esto me trae a la mente a "Lalo", un cuate de barriada que, a pesar las carencias económicas de su familia, fue extremadamente consentido por sus padres y cada cosa que quería, le era dada; pero fue también abrazado por el Ángel negro de las drogas, cuya joven vida, la perdió un frío invierno, alcoholizado y abandonado en una banqueta de la ciudad (q.e.p.d).

En la secundaria

Cada época de la vida tiene su muy singular característica y mi paso por la secundaria no fue la excepción.

Cuando terminé la educación primaria, mi intención fue continuar en la escuela donde la gran mayoría de amigos y compañeros aplicarían; sin embargo, "donde manda capitán, no gobierna marinero", y tuve que ingresar a las filas de la gloriosa Secundaria Estatal Número 5, donde mi padre impartía la cátedra de Ciencias Sociales.

No fue nada fácil salir adelante ante tal situación, ya que, por un lado, los maestros exigían al hijo del maestro y no al alumno; y, por otro lado, era constantemente hostigado por maestros poco éticos, que aprovechaban su poder en el aula, para descargar revanchas políticas en contra de mi padre. Fue también difícil, tener que soportar las constantes agresiones de pseudo compañeros, por el simple hecho de ser –como ya lo dije– el "hijo del profe".

Fue necesario, demostrar que, el "hijo de tigre pintito" tenía la garra de su padre, por lo que hubo que esforzarse para destacar deportiva y académicamente, entre otras cosas. Realmente no considero que haya sido tan difícil, puesto que siempre he tenido un gusto especial por la escuela, las artes y el deporte (perdonen por la modestia).

En el primer año, tuve la fortuna de tener a mi padre como mi maestro, y fue la mejor oportunidad de conocerlo en una faceta que hasta ese tiempo yo desconocía; y vaya que me llenó de gozo demostrar lo que hasta la fecha muchos exalumnos siguen expresando: ¡Que buen maestro fue tu padre!

Durante ese tiempo, mi padre era muy exigente y nunca, pero nunca, intentó siquiera regalarme una calificación; como cualquier otro alumno tuve que ganármela a pulso, teniendo, incluso, que esforzarme más que el resto del grupo.

Durante los 2 últimos años de la escuela primaria, mi maestra Delfina logró en mí, el gusto por la lectura, pero fue el Profesor Pando, en primero de secundaria, quién reafirmó dicho hábito ante su insistencia de ofrecernos obras literarias como el Quijote de Cervantes o Cien años de Soledad de García Márquez.

Desafortunadamente, en segundo año de secundaria, tuve que tolerar la mediocridad de un pseudo maestro de la clase de español, ya que todo el tiempo se dedicó a vender las calificaciones, y como yo no fui santo de su devoción, durante todo el curso tuvimos ciertas diferencias. Recuerdo que, en una ocasión, mientras el docente caminaba de espaldas entre las butacas, un compañero lanzó un improperio en contra de él, y dado que, al girar su cabeza, al primer alumno que vio fui yo, concluyó que yo era el responsable de tal insulto, por lo que me pidió que me retirara del salón y me dijo que no permitiría de nuevo mi ingreso a su "clase", en tanto no le pidiera perdón de rodillas. Lamentablemente, el cobarde de mi compañero no tuvo el valor de aceptar su responsabilidad. Días después, por intervención de mi padre, dicha situación se aclaró y pude regresar a su clase, aunque no me libré de una permanente vigilancia y constantes tareas extras durante el resto del curso. Finalmente, estas experiencias algo desagradables, me enseñaron, que, de lo malo, también se puede aprender.

En esa época, fue donde se acrecentó mi gusto por el voleibol, un deporte que, algunos de mis compañeros lo criticaban por considerarlo juego de señoritas, pero tiempo después, se convencerían de que se requiere de mucha habilidad, inteligencia y esfuerzo físico para poder practicarlo, ¡y vaya que lo practicaron!, ya que hasta formaron parte del equipo; y, dicho sea de paso, fuimos campeones los 2 primeros años de la secundaria, y subcampeones el último año en mi estancia en tan prestigiosa institución.

En una ocasión, siendo alumno de primer grado, mis compañeros y yo estábamos practicando este deporte en el patio de la escuela, cuando de pronto, el balón rebotó hacia donde estaban los alumnos de tercer grado, y uno de ellos, alto, muy delgado y de cabello rubio, pateó la pelota y la voló hasta fuera de la escuela. Fue tanto mi enojo, que le di un puntapié en la pierna a dicho individuo. Claro que él respondió a mi agresión, pero mis amigos del barrio: Lalo güero, Lalo moreno, Carlos y el Borrego, inmediatamente salieron en mi defensa. Dicho alumno era muy hábil con algunos instrumentos musicales, principalmente con el violín, y años después, me enteré de que formó parte de un grupo de música country muy famoso en la región, pero que solo brilló fugazmente tanto en el resto del país como en el extranjero.

Y hablando de voleibol, en mi tercer año de secundaria, tuve la oportunidad de ser seleccionado del equipo estatal, por lo cual, consideré que dicho honor, me merecía una buena calificación en la clase de Educación Física; sin embargo, el no haber aceptado competir en atletismo —específicamente en los 100 metros planos— otro pseudo profesor, me otorgó un seis de calificación. En fin, solo han sido gajes del oficio.

Pero todo ello, no fue, ni ha sido motivo de desánimo, al contrario, creo que algunos tomamos ciertos estímulos negativos para llenarnos de energía positiva y en mi caso, definitivamente... creo que así fue.

El término de este maravilloso período fue el principio de mi camino a decidir hacia dónde dirigir el rumbo de mis estudios, y aunque desde que tuve uso de la razón —entre otras cosas— mi intención fue estudiar medicina, en ese momento me nació la inquietud de ser maestro, por lo que decididamente se lo comenté a mi padre, quien también, decididamente, me dio de respuesta un simple y llano: ¡No señor! En fin, no hay mal que por bien no venga.

A gozar de la música

Desde el origen del hombre, la música forma parte de la humanidad y es un hecho que todos la llevamos dentro, como el corazón, cuyo ritmo candente, triste, feliz o nostálgico, nos ha hecho vibrar de emoción alguna vez.

Quién no ha gozado de alguna bella melodía que hace temblar a nuestro cuerpo, quién no ha intentado el "combinar los sonidos con el tiempo", con los vasos de cristal, los baldes de metal y múltiples objetos que bien pueden emitir sonidos graves o agudos, cuya combinación, nos hicieron sentir parte de ese mundo majestuoso de la música.

Sin embargo, no fue hasta mi quinto año de primaria, en que la música, en definitiva, me envolvió con ese sutil toque de emociones y sentimientos, que, más tarde, hicieran que de mi mente y corazón emanarán letras y música, logrando melodías que se convertirían en parte importante de mi existencia.

A los 12 años escribí mi primera canción, y aunque nunca llegó a ser una sinfonía, si marcó el principio de triunfos y alegrías, que hicieron crecer en mí, bellos y hermosos sentimientos.

Como no recordar aquellos tiempos en que, al atardecer, escuchaba dulces y alegres melodías de mis compañeros y amigos de barrio, cuyas guitarras te hacían soñar con hermosos romances y gozar de picarescas historias. Fue entonces que me inicié en el mundo de la música.

Años atrás, en un viaje a Paracho, Michoacán, mi padre compró la primera guitarra, misma que mis manos tomaron con clara devoción y con la cual pude obtener, inicialmente, sonidos estridentes, hasta que finalmente pude realizar mis propias composiciones.

Les aseguro que no fue nada fácil, puesto que me llevó mucho tiempo poder hacerlo, pero sobre todo, mi padre no estaba muy conforme en que insistiera en participar en concursos de canto y composición; tal vez pensaba que, de seguir así, acabaría por dejar los estudios. Sin embargo, mi madre fue el más grande puntal para que yo continuara aprendiendo del arte de la música, ya que además de estimularme a seguir, fue ella (sin el consentimiento de mi padre), quien me inscribiera en una escuela de canto, misma que abandoné 2 o 3 meses después, ya que el curso mantuvo tanta monotonía, que no logré observar un avance sustancial.

Debo considerarme un gran afortunado, ya que Dios me dio la facilidad de crear frases y versos acompañados de notas musicales que después se convertirían en canciones, mismas que me dieron grandes satisfacciones, ya que en múltiples ocasiones, fui ganador de concursos de composiciones en diferentes foros, desde la escuela, hasta eventos organizados por instituciones culturales públicas o privadas.

Por mi paso en el Colegio de Bachilleres número 2, tuve la oportunidad de participar y ganar en mi primer concurso como compositor. Recuerdo que fue una canción llamada "Nadie lo sabía", la cual narraba la historia de un anciano solo y cansado, quien en el exterior de una iglesia pedía dinero para poder sobrevivir, y en la parte principal de la melodía, se hacía alusión, a que nadie sabía si tenía vivienda o familia, y que un día, sin que muchos lo notaran, el anciano dejó de acudir a la esquina de la iglesia. Tiempo después, la gente se enteró de que el pobre viejo... había fallecido.

Posteriormente a este primer triunfo, vinieron otros más, y tal vez fueron las historias de la vida cotidiana, narradas a través de la música, que llegaban a las fibras más sensibles del público y del jurado, lo que me permitió obtener algunas preseas y reconocimientos como cantautor.

También, durante esa época, fui miembro del grupo musical del Colegio de Bachilleres y bajo la excelente, pero estricta batuta del profesor Duarte, participamos en diversos foros musicales, lo cual, nos dio el derecho y el honor de representar en el ámbito musical, a todos los planteles que conformaban tan reconocida institución.

Pudiera mencionar más momentos emotivos, pero tal vez el mejor que pasé en este mundo de la música, fue cuando junto con mis compañeros del grupo musical "Galeno" de la Facultad de Medicina, interpretamos una melodía de mi autoría y ganamos el primer sitio del concurso Interuniversitario, ya que, por primera vez, en un evento no deportivo, logramos reunir prácticamente a toda la población escolar de la facultad, siendo vitoreados y cargados por todos ellos después de nuestra gloriosa victoria por sobre importantes grupos, cuya trayectoria ya los hacía grandes. ¡Qué tiempos aquellos, señor Don Simón!

En la preparatoria

Era una mañana del mes de junio de 1980. Yo estaba en la parada de autobuses a 4 cuadras de distancia de mi casa, justo en la esquina de las calles once y Ramírez, esperando por el camión de la línea "Cerro de la Cruz", el cual me trasladaría al Colegio de Bachilleres número 2. Era el día del examen de admisión, momento que tanto había esperado durante los últimos meses de mi tercer año de secundaria.

Poco a poco fueron llegando otras personas; adultos con rumbo a sus trabajos y otros jóvenes que también presentarían el examen de admisión para continuar con su educación preparatoria.

—¿Tardará mucho en llegar el autobús? —preguntó uno de ellos.
—Yo creo que ya está por llegar, puesto que ya tengo 15 minutos esperando —respondí.
—¿Y tú también vas al "Bachi dos" a presentar el examen de admisión? —preguntó.
—Así es, esperemos que nos vaya muy bien —le dije.
—Por cierto, me llamo Luis Arturo —se presentó extendiendo amablemente su mano.

—Yo me llamo Iván, vengo de la secundaria estatal número 5 ¿y tú? —le pregunté.

—Yo vengo de la ETIC 100 —respondió apresurado ya que el autobús que abordaríamos estaba próximo a nosotros.

Los más jóvenes se apresuraron a subir para conseguir alguno de los asientos aún libres, y los adultos permitieron que, primero subieran dos ancianas, a las cuales hubo que ayudarlas a escalar los elevados escalones de entrada al camión. Los últimos que abordamos, no logramos conseguir asiento, incluyendo las señoras de avanzada edad, afortunadamente, un buen samaritano le cedió el asiento a una de ellas y, mientras que los hombres más jóvenes que estaban sentados desviaban la mirada, fingiendo no darse cuenta de la situación; ni tardo ni perezoso, otro buen caballero cedió su lugar a la otra dama, dando muestra, ambos, de su notable buena educación, pero sobre todo, de su calidad humana.

Luego de 20 minutos de travesía, de pie y tomados del pasamanos para evitar caernos en cada súbita frenada y estrepitosos arranques del chofer, llegamos a nuestro destino.

Al llegar a la entrada del Colegio, una oleada de nervios y emociones sacudieron mi cuerpo. Por un lado, el examen de admisión, y por el otro, estar en la institución donde realizaría mi educación preparatoria, realmente me hacía sentir que el esfuerzo durante mi vida académica poco a poco estaba rindiendo frutos, y además estaba a solo unos años de iniciar mi preparación universitaria.

Finalmente aprobé el examen de admisión y pude formar parte de tan grande institución. Y lo digo con conocimiento de causa, ya que, tanto en aspectos académicos, así como en el deporte, en la cultura y las artes, nuestro colegio fue punta de lanza durante algunos años.

Tuve la oportunidad de recibir mi educación preparatoria de excelentes docentes, quienes no solo nos dieron el conocimiento de las materias que impartieron, también nos regalaron consejos y enseñanzas para poder enfrentar los momentos buenos y malos de la vida.

Formar parte de los equipos de futbol y volibol del Colegio, me dio la oportunidad de mantener una condición física adecuada, pero, sobre todo, me dio la oportunidad de conocer un buen número de amigos de nuestro plantel y de otros Colegios de la ciudad y del resto del estado. Así mismo, tuve la oportunidad de aprender de mis entrenadores, valores de respeto y amor a la camiseta que representábamos, a nuestros compañeros de equipo y a nuestros contrincantes. También aprendí el valor de la puntualidad, entendiendo el significado del muy conocido refrán "a quien madruga Dios lo ayuda". Y si, la puntualidad nos ayuda a respetar a las personas con quienes interactuamos y a las instituciones donde laboramos; nos ayuda a lograr nuestras metas y objetivos; nos convierte en personas responsables, dignas de confianza y respeto; la puntualidad es sinónimo de buena educación; motiva a compañeros de equipo; incluso, también nos puede ayudar a cumplir nuestros sueños.

Como olvidar las "cascaritas" de volibol en los recesos de clases, las ricas tortas y burritos en "el establo" frente al Colegio, y la pista de patinaje cercana a la escuela, lugares donde convivíamos con amigos y compañeros.

Recuerdo que cuando recién ingresamos al Colegio, mi buen amigo Luis Arturo no parlaba una sola palabra altisonante, y cuando el resto de los amigos de la palomilla le decían ¡oye güey!, él siempre contestaba: no me llamo güey, me llamo Luis Arturo. Aunque después de algún tiempo, mi querido amigo ya era un buen exponente de tan coloquial lenguaje. Excelente amigo y compañero, quien ya en la universidad, lamentablemente falleciera en un accidente automovilístico.

En una ocasión, tomando un refresco con los amigos en "el establo", vimos a una hermosa chica que cursaba un mayor grado que nosotros, quien realmente nos dejó boquiabiertos por su belleza.

—¿Les gusta? —preguntó Jorge.

—¡Claro! —respondimos todos al unísono.

—Pues yo la conozco —nos dijo—. Si quieren pasar un buen rato con ella, yo los puedo contactar y no tendrán que invertir mucho de su bolsillo.

—¡En serio! —exclamó José Luis—. ¿Y de cuanto estamos hablando?

—Pues no es mucho, solo tienes que pagar los refresco que nos estamos tomando —le respondió Jorge.

Y José Luis, ni tardo ni perezoso, se apresuró a pagar la cuenta.

—¡Listo! —le dijo José Luis a Jorge. Entonces Jorge le llamó a la hermosa chica y ella se acercó.

—Te presento a mi hermana —le dijo Jorge a José Luis.

—¡Que! —exclamó José Luis. Y acto seguido, su cara se puso roja de vergüenza.

—¿Qué sucede? —Preguntó la hermana de Jorge.

A lo que Jorge respondió platicándole lo que acababa de suceder. Y, José Luis apenado, le ofreció una disculpa a tan bella dulcinea.

—No te preocupes —dijo ella—. Ya conozco las bromas pesadas de mi hermano.

Y como compensación a la broma de Jorge, le regaló un apasionado beso a José Luis, quien quedó atónito al cumplir uno de sus anhelados sueños. El resto de los compañeros aplaudimos a tan glorioso momento, pero más de uno, seguramente rechinaron los dientes de envidia.

En aquella época, soñaba con estar en la universidad, aunque todavía añoro aquellos maravillosos tiempos. Momentos en que, a pesar de tener la responsabilidad de obtener buenas calificaciones, también tenía la oportunidad de convivir con los amigos, de practicar los deportes que me gustaban, de disfrutar la música con los cuates del barrio y del grupo musical del Colegio. De disfrutar la vida con más tiempo y menos preocupaciones...

Aventurándose a la vocación

Eran las 5 de la mañana e Iván, de apenas 19 años, decidió levantarse antes de que su reloj despertador sonara a las 6:30 como estaba programado, ya que su emoción era mayor a la posibilidad de dormir un poco más como habitualmente su cuerpo se lo pedía.

Este era uno de los días más importantes en la vida de Iván, después de terminar la escuela preparatoria, llegaba un momento clave en el andar de su vida para lograr su meta más anhelada, pero para ello habría que dar el primero de muchos pasos, ingresar a la Facultad de Medicina.

Era una hermosa mañana de verano, y sin pensarlo, saltó de la cama dispuesto a ducharse. Después del baño, y entre preparar su vestimenta y organizar los utensilios escolares y los documentos requeridos para su examen, su mente no dejaba de pensar, aunque algo nervioso, que en poco más de dos horas estaría frente a la evaluación, que, de aprobarla, le permitiría ingresar al grupo selecto de los profesionales dedicados a la medicina.

Años atrás, al terminar la escuela secundaria, Iván mostró interés para ingresar a la Escuela Normal, con la intención de convertirse en maestro como su señor padre, pero fue precisamente su progenitor, quien logró que desistiera de tales pretensiones, aduciendo que él quería ver a su hijo convertido en el primer médico de la familia; sin embargo, nunca imaginó que en el futuro, su hijo Iván también se integraría a las filas de la docencia.

Al salir de su habitación, su amorosa madre ya le tenía listo el desayuno, y mientras tomaba los alimentos, ella le mostraba su apoyo con bellas palabras de aliento, sin dejar de repetir que ella no tenía ninguna duda que él aprobaría el examen, recordándole diversos fragmentos de su vida de estudiante, momentos en que también tuvo que enfrentar pruebas para demostrar sus capacidades escolares, y siempre, en cada una de ellas, salió victorioso. Pero no solo eso, también le recordó los emocionantes instantes como miembro del equipo de voleibol, aquél conjunto de jóvenes que dignamente representaron a su ciudad natal en la contienda que integraba a las ciudades más representativas del estado.

Como no recordarlo, suspiró Iván, y su mente fue acariciada por hermosos recuerdos que le mostraron el gran amor que su madre siempre profesó por sus hijos, y un claro ejemplo de ello, fue precisamente ese evento deportivo. Los compañeros de equipo ya tenían sus tenis nuevos, pero en esa época, las finanzas de la casa no daban para que a Iván se le comprara ese tipo de calzado, pero su madre, haciendo un gran esfuerzo, realizó la compra en pagos diferidos.

Luego del desayuno, Iván verificó un sin número de veces los utensilios escolares y documentos requeridos para su examen. Impacientemente, esperó casi una hora a sus amigos Alonso y Alberto, ya que éste último contaba con un automóvil y amablemente se ofreció a llevarlos a la Facultad de Medicina. En aquella época, no existía ninguna ruta de autobús para llegar a dicho destino, por lo que, de no contar con un vehículo, había que caminar una buena distancia.

Llegadas las 7:30 de la mañana, el timbre de la casa emitió tres ondas sonoras y, ni tarde ni perezoso, Iván corrió para abrir la puerta y, efectivamente, eran sus amigos, quienes igualmente mostraban sus facies rebosadas de emoción y de incertidumbre ante la prueba que en unos instantes llevarían a cabo.

Ya en la entrada de la facultad, los tres amigos se miraron unos a los otros, mostrando su fascinación ante un edificio, que si bien ya estaba entrado en años, para ellos representaba el inicio de la aventura profesional de su vida, y lenta pero firmemente, cada uno de ellos fue subiendo peldaño tras peldaño de la escalinata, hasta llegar a la puerta principal, donde varios empleados de la institución, se daban a la tarea de orientar a todos y cada uno de los aspirantes a ingresar a una de las facultades de medicina más reconocidas del país.

Varias filas de personas estaban conformadas en los pasillos de la escuela, y de forma pronta, Iván visualizó la pancarta que mostraba el número de salón que le correspondía, por lo que se dirigió con rapidez, pero con calma, para no mostrar su emoción por comenzar el tan anhelado examen.

Ya dentro del aula, una persona que se identificó como docente de la institución, comenzó a pasar la lista de asistentes, terminando con el nombre de un joven llamado Luis Armando, apelativo que quedó grabado en la mente de Iván, ya que en varias ocasiones fue nombrado, hasta que abruptamente el aspirante a universitario entró al salón de clases, minutos después de la hora señalada, por lo que recibió una llamada de atención del maestro, quien además aprovechó para comentar que una de las virtudes que debe tener un médico, es la puntualidad, parte de la responsabilidad, ya que en muchas ocasiones de ello depende rescatar a un paciente de la muerte, pues en tales circunstancias, los segundos valen oro en el reloj de la vida.

Primera regla del aprendizaje

"Un hombre sin palabra, es un ente de mentira,
es deshonra en la familia"
Isaías Orozco Andrade

Luego de que el instructor diera "verbalmente" las instrucciones y mencionara la reglamentación para llevar a cabo el examen, éste inició justo a las 8:30, tan puntual como estaba programado.

No hubo necesidad de que el docente mencionara cual sería la sanción, ante la osadía de que algún aspirante intentara obtener las respuestas de sus vecinos de pupitre; ésta, ya era conocida por todos.

Cabe mencionar que, en aquella época, la **"Palabra de Honor"** tenía valor inquebrantable. Esta frase significaba no violentar el pacto que de forma natural y espontánea se generaba entre el docente y el alumno, entre el instructor y el aspirante. Ambos, tenían la responsabilidad de respetar a cabalidad su rol dentro del proceso. Hombres y mujeres, discípulos y maestros, sabían que su honorabilidad dependía de ello. Se firmaba cara a cara, frente a frente, sin necesidad de pluma ni papel.

Porque hoy en día, el honor de la palabra se ha devaluado, yendo en proceso de extinción. Es lamentable que actualmente el educador tenga que entregar a cada alumno, un contrato académico por escrito con las normas y reglamentos, así como con las condiciones de la evaluación en cada asignatura, mismo que deberá ser signado por cada estudiante, como prueba de que le fue entregado y ante la posibilidad de futuros conflictos escolares entre las partes involucradas.

El examen transcurrió con calma. Quince minutos antes de finalizar la evaluación, el maestro informó, que, terminado dicho período, recogería los exámenes, estuvieran o no terminados.

Dicho anuncio provocó que la mayoría de los aspirantes aún presentes se pusieran más nerviosos de lo que estaban al inicio de la prueba, y entre estos, ya algunos estaban más que preocupados cuando vieron que varios compañeros terminaron antes del tiempo programado, incluso a la mitad del proceso.

Justo cinco minutos antes de finalizar, Iván entregó su examen y, aunque lo terminó treinta minutos atrás, prefirió verificar de nuevo sus respuestas.

Al momento de hacer la entrega, Iván preguntó al docente la fecha en que comunicarían los resultados, y el galeno le respondió que después de presentar la evaluación psicométrica y la entrevista, los directivos de la institución les notificarían cuando sería el día de su publicación.

Ya en el pasillo, de inmediato se encontró con su amigo Alonso y ambos caminaron a todo lo largo del pasillo en busca de Alberto, a quien localizaron, un tanto pensativo, a un lado de la escalinata de la entrada.

Con las facies de preocupación, los tres amigos descendieron lentamente por la escalinata y se dirigieron al parque frente a la escuela, donde ya se encontraban diversos grupos de aspirantes comentando sus impresiones del examen. Iván y sus amigos, coincidieron en su sentir, todos refirieron tener el conocimiento para aprobar la evaluación, pero, aun así, sabían que eso no les aseguraba su lugar. Y es que lamentablemente, en esa época, muchos de los alumnos que ingresaban, no tenían el perfil académico ni mucho menos el vocacional, pero tenían hambre del estatus social que el título de médico representaba y, sobre todo, muchas influencias para facilitar su ingreso a la Facultad de Medicina.

La buena nueva

Luego de varias semanas de espera, y aun sin visualizar los primeros rayos del astro rey de la mañana, Iván, ya esperaba al repartidor de periódicos en la entrada de su casa. Apenas iban a dar las 5 de la mañana, cuando se escucharon las primeras notas desafinadas del gritón madrugador, anunciando el nombre del rotativo matutino y las noticias de la primera plana.

Iván se adelantó apresuradamente para encontrarse con el joven voceador y solicitarle un ejemplar del rotativo. Tal vez fue la emoción o la incertidumbre, pero al tomar el tabloide, sus manos comenzaron a temblar. Caminó lentamente hasta entrar a la sala de su casa y luego de sentarse, respiró profundamente hasta tranquilizarse y, a pesar de sentir que su corazón latía intensamente, comenzó a buscar la lista de aceptados en la facultad de medicina.

Luego de verificar el número de folio en su tarjeta de solicitud de ingreso, buscó lentamente y renglón por renglón, el tan anhelado número 043 y, finalmente, lo encontró...

Fue tan grande la emoción, que no se pudo contener y de sus ojos brotaron lágrimas, las cuales desbordaron en una inmensa alegría y orgullo, de saber, que, entre cientos de aspirantes, él se encontraba dentro de los poco menos de 70 aceptados para estudiar la carrera de Médico Cirujano y Partero.

Permaneció sentado, en silencio, compartiendo su triunfo con la soledad y el tiempo que transcurría lento, escudriñando entre su diario mental, las ocasiones en que, entre sueños y pensamientos, vivió ese gran momento, preguntándose, ¿cuál sería la reacción de sus amados padres y hermanos al saber la buena nueva?

Dieron las seis de la mañana y la primera en entrar a la sala fue su querida madre, que, sin mayor preámbulo, y con una voz tierna y sin duda alguna, le dijo:

—¿Feliz porque fuiste aceptado?

Iván asentó con su cabeza y con lágrimas en los ojos, abrazó a su madre con un gesto de inmenso amor y agradecimiento al bello ser que le diera la vida; a esa maravillosa mujer, que, durante toda su vida compartió y apoyo la vida escolar de su hijo; desde las primeras vocales, hasta aquel discurso y obra de teatro en el jardín de niños, proeza para algunos, pero orgullo, satisfacción y hasta diversión para él y su madre.

Y es que, a pesar de que su madre solo tuvo la oportunidad de estudiar hasta la educación secundaria, ella siempre demostró una gran habilidad para ayudar a sus hijos con las tareas escolares, creando verdaderas obras de arte con material casero y resolviendo desde acertijos hasta ecuaciones matemáticas nada fáciles.

Iván nunca olvidaría las noches en que, sediento, se levantaba de su cama para ir a la cocina por un vaso con agua, y ahí, sentada frente a la máquina de coser, su madre creaba el más maravilloso traje para el desfile de la primavera de su hermana y, aunque cansada y desvelada, era más el amor por sus hijos que toda una vida de trabajo en casa. No había mejor sastre que su madre, ya que, sin dinero, pero con gran ingenio y con retazos de tela de aquí y de allá, creaba los mejores disfraces del mundo.

Luego de festejar con su madre la emoción de ser parte de las filas de la universidad, de pensarse como el futuro primer médico de la familia, él y su madre pasaron a la cocina, ya que había que preparar el desayuno de su señor padre. Y fue precisamente en ese momento, en que su padre, luego de bajar sigilosamente las escaleras, apareció listo para iniciar su jornada laboral.

Su padre, maestro de carrera, pero sobre todo de vocación, siempre demostró entrega por su profesión, preparando con dedicación cada una de sus clases, buscando siempre el material adecuado para ejemplificar de forma clara, sencilla y práctica, el conocimiento para sus alumnos. Hombre de carácter fuerte, que, pocas veces y solo con palabras, demostraba su amor a la familia. Tal vez porque su principal forma de hacerlo era trabajando, a través de su esfuerzo permanente por lograr cubrir las necesidades de su hogar.

Iván esperó unos instantes a que su padre le preguntara sobre la lista de aceptados de la facultad de medicina, pero no hubo comentario alguno. Fue entonces que decidió mostrarle el periódico y darle la buena noticia. ¡Y cual fuera su sorpresa! Su padre se levantó de la silla y le ofreció un abrazo cargado de gran emoción, incluso, alcanzó a notar destellos de lágrimas en los ojos de su padre. Iván jamás olvidó ese momento, ni mucho menos lo que su padre le expresó: "Felicidades hijo, bien hecho".

Y como olvidar tan memorable momento, ya que era la primera ocasión en toda su vida de estudiante, que recibía una felicitación de su padre. Habitualmente, cuando Iván obtenía notas académicas de excelencia, su padre se limitaba tan solo a decirle: "Muy bien, su obligación es estudiar".

Tal vez, el derroche de emoción derivó del deseo de su padre, de tener el primer médico en la familia.

Justo a las 6:30 de la mañana, su padre se despidió para dirigirse a su trabajo, que sea dicho de paso, su jornada estaba conformada por tres turnos, y terminaba poco después de las 23:00 horas en la escuela secundaria nocturna para trabajadores. Sin duda, tanto Iván como su madre, notaron la expresión de orgullo y felicidad de su padre antes de salir de casa.

Iban a dar las 8:30 de la mañana, cuando cada uno de sus hermanos, fueron llegando a la cocina. Primero fue Ximena, su hermana mayor, quien al enterarse de la noticia le dio un cariñoso abrazo. En ese momento, también entró Benjamín.

–¿Qué pasa? ¿Por qué están felicitando a Iván? –preguntó.
–Pues que tu hermano Iván fue aceptado en la Facultad de Medicina – contestó su madre.
–¡Que padrísimo! ¡Felicidades! –comentó Benjamín.

La algarabía de mamá y sus tres hijos, hizo que se despertaran los dos pequeños hermanos Carlos, de 12 años y Tania, de apenas 7 años. Quienes solo se integraron a la celebración, ofreciéndole un abrazo a su hermano Iván.

Ingresando a las filas de la medicina

Luego de disfrutar el sabor del éxito al verme dentro de la Facultad de Medicina y después de disfrutar un mes de merecidas vacaciones, llegaba la hora de iniciar los trámites de inscripción, en la que sería mi alma mater en los próximos 7 años.

Era el mes de julio, hacía calor, y dado que no había una ruta de camiones de mi casa a la Facultad de Medicina, tuve que emprender la caminata a través de casi 20 cuadras para para llegar a mi destino. Dentro de mi caminar, se encontraba el parque Urueta, por lo que, para minimizar distancia, prefería cruzarlo en diagonal y luego de algunas cuadras más, se podía observar el edificio de la Facultad de Medicina, justo al lado del Hospital Central, institución, cuya primera piedra, fue colocada por el presidente Porfirio Díaz en julio de 1894 e inaugurado, el 16 de septiembre de 1897 por el gobernador Miguel Ahumada. El 21 de noviembre de 1964 por decreto del gobernador interino Enrique Hernández Gómez, se estableció que la dirección del Hospital Central debería recaer, en el director de la entonces Escuela de Medicina. ¡Fascinante la historia de la medicina!

Al llegar a la escalinata de la facultad, ya había algunos alumnos esperando a realizar el proceso de inscripción, por lo que tomé mi lugar en la fila. Fue ahí donde conocí a mis primeros compañeros. Delante de mí se encontraba un joven oriundo de la ciudad de Ojinaga, Chihuahua, llamado Hugo, cuya familia era de origen humilde. Él siempre se esforzó por ser un buen estudiante, y lo fue. Lamentablemente, cuando Hugo realizó su servicio social, sufrió un accidente automovilístico en la carretera rumbo a su centro de salud y falleció. Entre accidentes, asesinatos y otras causas, cada año, pasantes de medicina mueren en su servicio social; incluso, muchos compañeros hablaban de la "maldición de medicina". Pero esto no ha sido otra cosa que la falta de medidas de seguridad y escaso o nulo apoyo de autoridades, y en ciertas ocasiones, por la ausencia de precaución y pericia de algunos de los pasantes.

Atrás de mí, en la fila de inscripción, se encontraba una compañera originaria de la ciudad de Chihuahua. Ella era, justo el polo opuesto al buen amigo Hugo. Nacida en sábanas de seda, hija de un reconocido médico de la ciudad y dueño de una de las clínicas más tradicionales de la comunidad. Mientras esperábamos avanzar, ella se dedicó a hacer alarde de su excelente posición económica.

—Pues yo acabo de regresar de Inglaterra, mi padre me regaló ese viaje por haber pasado el examen en medicina —contaba con lujo de detalles.

—Aunque, yo realmente quiero estudiar filosofía y letras, porque creo que lo mío, es la poesía —aclaraba nuestra presumida compañera.

—Solo estudiaré medicina para satisfacer a mi padre y continuar con la tradición familiar —terminó diciendo.

No cabe duda de que cada cabeza es un mundo y aunque a pesar de que, quienes estábamos en la fila compartíamos un objetivo en común —estudiar medicina— la intención y los medios para hacerlo, tenía diferentes escenarios entre cada uno de nosotros. Pero al final de la jornada, ya sea de alto o bajo nivel socio económico, quienes continuemos en el camino durante los siete años de estudio, seremos parte de una no muy grande hermandad, pero compartiendo siempre, éxitos y fracasos, frustraciones y alegrías, entre muchas otras cosas más.

Uno a uno de los estudiantes de nuevo ingreso fuimos pasando por las ventanillas de inscripción.

—El siguiente —coreaban las secretarias.
—¿Su comprobante de pago? —preguntaban de primera instancia.

—Se les dijo muy claro que las fotografías eran en tamaño credencial y con la frente despejada. Parece que no hablamos el mismo idioma ¡Caramba! —reclamaba en tono de molestia una de ellas.

—¿Y qué debo hacer entonces? —preguntaba con temor uno de los compañeros.

—Pues vas a tener que ir a control escolar —indicaba la secretaria.

—Y para que te acepten ese documento, dile a la encargada que en tu escuela fue donde se equivocaron —le aconsejaba con una sonrisa de complicidad.

Claro que yo tampoco fui la excepción, ya que no me aceptaron el acta de nacimiento que entregué, aduciendo que tenía más de 30 días de haber sido expedida.

—¿Pero porque no la aceptan? ¡Apenas tiene 31 días que la saqué! ¡Y duré toda la mañana haciendo el trámite! —repliqué.

—Así son las cosas hijo, es parte del negocio del gobierno —comentó la secretaria.

Finalmente, y bastante molesto, terminé yendo al registro civil a invertir de nuevo mi tiempo y mi dinero para adquirir dicho documento. Afortunadamente, regresé a la facultad antes de que cerrarán la ventanilla de inscripciones y pude entregar el acta a tiempo.

Luego de entregar el último documento, me enviaron a otra ventanilla para recoger la designación de grupo y los horarios de las materias.

El león no es como lo pintan

Lunes y primer día de clases como universitario. Eran las 5:45 de la mañana y estábamos a la espera de la llegada del maestro que impartiría la clase de anatomía y justo 10 minutos antes de dar la seis de la mañana, llegó el médico portando con orgullo su impecable bata blanca. El médico se posicionó a un lado de la puerta del salón de clases e invitó a sus alumnos a entrar en el recinto. Ya dentro del aula, el maestro se presentó, dirigiéndose a nosotros con el apelativo de "doctores" (como se acostumbraba en la Facultad).

—Buenos días doctores —dijo en tono amable—. Yo soy el doctor Leonel Muro e impartiré la materia de anatomía durante su primer año en la Facultad. Soy médico cirujano y partero con especialidad en cirugía general y tengo 19 años como titular de la materia de anatomía y disección. La hora de entrada, como ustedes ya lo saben, es a las 6 de la mañana. Durante el año tendremos 4 evaluaciones parciales y una evaluación final. Su promedio final dependerá de las 5 evaluaciones y de su participación en clase, por lo que les sugiero que todos preparen la clase diaria, ya que solicitaré la clase al azar y quien no venga preparado, también obtendrá un punto negativo que afectará a su calificación final. De igual forma, aquellos que tengan el mayor número de participaciones en clase, podrán hacerse acreedores de la exención del examen final. Por otro lado, para tener derecho a las evaluaciones parciales y al examen final, tendrán que cuantificar al menos el 80% de asistencias al curso durante el año escolar.

Posterior a la explicación de las reglas de su materia, el doctor Muro tomó el listado de alumnos y para tomar asistencia, nos solicitó que, al escuchar nuestros nombres, además de confirmar nuestra presencia levantando la mano, le hiciéramos saber cuál era la ciudad y escuela de origen de cada uno nosotros. Éramos 18 estudiantes, de los cuales, solo 5 eran mujeres.

Terminada la toma de asistencia, el doctor Muro preguntó si existía alguna duda.

—¿Cuál será el libro de texto que llevaremos? —preguntó una de las compañeras.

—Qué bueno que lo pregunta doctora —respondió el doctor—. Ya me estaba olvidando de ese importante detalle. El libro de texto es el "Tratado de Anatomía Humana" del doctor Fernando Quiroz Gutiérrez.

—¿El médico a quien apodaban el "Burro Quiroz"? —preguntó uno de los compañeros.

—A ver, dime que es lo que sabes del ilustre doctor Quiroz —respondió con tono de curiosidad.

—Pues dicen que en dos ocasiones reprobó anatomía y por eso le otorgaron dicho mote.

—Efectivamente, así fue, pero el maestro Quiroz no tenía pelo de tonto, y sus libros, siguen siendo un ejemplo de ello. Pero bueno, creo que ya se terminó nuestro tiempo, así que apúrense a salir, ya que no me agrada que lleguen tarde ni a mi clase ni a las del resto de sus maestros. Por último, no olviden que después de que yo entre al salón de clases, nadie más entra. ¿Quedó claro?

Tal vez para algunos de nosotros no quedó muy clara la última recomendación del Dr. Muro, ya que, en cierta ocasión, para demostrar nuestra buena educación, le cedimos el paso hacia el aula al maestro y, acto seguido, cerró la puerta y no nos dejó entrar. Para no interrumpirle y evitando causarle alguna molestia, luego de terminada la clase, nos dirigimos hacia él, para preguntarle el motivo de su negativa a permitirnos entrar, a lo que él respondió con una sonrisa picaresca:

—Después de mí, nadie más entra al salón de clases", ¿lo recuerdan?

Luego de conocer al Dr. Muro y la forma de llevar a cabo su clase y las reglas para obtener la calificación, seguimos desfilando con los titulares de las materias de embriología, fisicoquímica, medicina preventiva, histología y finalmente disección de 9 a 10 de la noche; es decir, pasábamos de clase en clase, de las 6 de la mañana a las 10 de la noche.

Para cada uno de los docentes, su materia era la más importante y el esquema reglamentario era el mismo, por lo que había que estudiar el tema correspondiente de cada materia todos los días y, en cada receso, entre clase y clase durante las 16 horas que pasábamos diariamente en la Facultad, estudiábamos los temas del siguiente día, pero aun así, teníamos que estudiar durante la noche, para apenas alcanzar a preparar ciertos temas y leer el resto de ellos, lo cual implicaba la posibilidad de que, en algunas materias, cumpliríamos cabalmente con la responsabilidad de exponer adecuadamente, y en otras, presentaríamos tan solo una modesta exposición.

Incluso, cuando a uno de los equipos de la materia de disección le concernía exponer la clase, era mejor hacer el procedimiento de disecar las estructuras anatómicas correspondientes durante la noche, ya que intentar hacerlo durante el día, era como ir contra el tiempo y aseguraba un rotundo fracaso de quienes expondrían la clase.

Como ya lo comenté previamente, el sistema de calificación era homogéneo entre todas las materias, excepto en la materia de histología. Quien impartía dicha materia, era especialista en anestesiología y entre otras cosas, era miembro de la Sociedad de Escritores. Dado su gusto por la lectura y la escritura, su esquema de calificación era diferente al del resto de los docentes, ya que, para aprobar el curso, el maestro repartió los capítulos del Tratado de histología de Ham entre los estudiantes del grupo para que, además de exponer los temas, debíamos también escribir una historia de cada uno de ellos. Recuerdo que a mí me designó el capítulo del sistema óseo y escribí el cuento de: "Aventuras de Juanito en osteonápolis".

Luego de haber pasado la primera semana en la facultad de medicina, viviendo el éxtasis de la luna de miel; súbitamente despertamos del dulce sueño de sentirnos todos unos universitarios y futuros médicos, ya que el cansancio físico e intelectual, derivado de largas horas de estudio y desveladas permanentes, así como la constante presión de nuestros docentes, que muchas veces derivaron en palabras altisonantes y faltas de respeto de algunos de ellos hacia sus alumnos; poco a poco nos fueron introduciendo en la realidad de la vida cotidiana del estudiante de medicina, cuyo escenario, para muchos, más bien parecía una película de terror, una pesadilla de la cual no podíamos despertar.

Y es que, realmente había una diferencia sustancial entre la carga académica del preparatoriano, con la del alumno de medicina. Y aunque en varias ocasiones, antes de ingresar a la universidad, amigos y compañeros cursando esta carrera nos platicaban de lo pesado que era estar en las filas de esta institución, creo que en la realidad se quedaron cortos con su juicio. No cabe duda de que aquí bien podemos aplicar aquella frase de que "el león no es como lo pintan".

Y continuando con el significado de esta expresión, creo que también la podemos aplicar entre algunos de los docentes que participaron en nuestra preparación académica. Al menos en mi caso, desde mi niñez, la imagen que yo tenía del médico era la de un ser humano modelo, amable, respetuoso, educado, humilde, íntegro, bondadoso y de moral intachable. Y no me equivoqué, puesto que durante mi caminar en la senda de la medicina, me encontré a colegas con estos valores y más.

Lamentablemente, apenas a unos meses de iniciar mis estudios de medicina, brotaron de la cloaca, aquellos médicos que traicionaron su juramento de servicio a la humanidad, con acciones fuera de todo orden moral.

Algunas de las materias que cursamos durante la carrera, eran complementadas con prácticas de laboratorio, y los asistentes de los médicos titulares, eran alumnos de grados más avanzados. Recuerdo que una compañera de tercer año era la instructora de la materia de Histología, y en una ocasión, la vimos salir muy enojada del laboratorio de dicha materia. Dado que habíamos hecho una buena amistad con ella, tuvimos la confianza de preguntar el motivo de su molestia.

–¿Qué sucede Susana? ¿Por qué estas llorando? –preguntó Rebeca.

–Lloro de coraje y frustración –respondió Susana.

–¡Su maestro intentó sobrepasarse y me hizo proposiciones indecorosas! Él sabe que soy una mujer casada y con un hijo pequeñito ¡Como se atreve! Y todavía me amenaza con quitarme la instructoría ¡Claro que yo renuncié! No estoy aquí por una retribución económica, estoy por mi gusto en la histología y la enseñanza ¡Que les pasa a estos señores! –terminó diciendo Susana.

Tratando de tranquilizarla un poco, Rebeca le ofreció un fraternal abrazo y la invitamos a la cafetería a tomar un té, intentando con ello que se pasará ese amargo momento.

Lamentablemente, esas tristes escenas fueron de menos a más durante el resto de la carrera y después, las vi de nuevo en mi práctica profesional, primero como médico general y después como pediatra.

Afortunadamente para nuestras compañeras, unos años después, el maestro de histología incurrió de nuevo en sus pretensiones con otra estudiante, quien no se quedó callada ante tal atrocidad y, siendo hija de un alcalde de un municipio cercano a la capital, no le tembló la mano para utilizar la posición de su padre y solicitar la salida del docente, poniéndole punto final a sus actos lascivos.

Y hablando de no muy buenos maestros, recuerdo que cursando el primer año, en la asignatura de Medicina Preventiva, uno de nuestros compañeros se llamaba Humberto y en la lista de asistencia, las secretarias de control escolar lo abreviaban Hto, lo que en términos médicos significa hematocrito, razón por la cual, el maestro, en cada clase al pasar la lista, se refería a Humberto como hematocrito, lo cual causaba molestia a nuestro compañero y, un buen día, se atrevió a pedirle al docente que ya no lo llamara así, le explicó que ese no era su nombre, a lo cual, el maestro le sugirió que acudiera con las secretarias para que corrigieran el error.

Y así fue, el listado del siguiente mes ya tenía el nombre completo: "Humberto".

Pero cual fuera la sorpresa de nuestro compañero, que el siguiente mes, el maestro vuelve a llamarle hematocrito y, en tono muy molesto, Humberto se dirigió a él diciendo:

–¿Cómo me dijo? ¡Ya le he dicho que mi nombre es Humberto!

–¡Y yo ya te he dicho que corrijas el error con las secretarias! –terminó diciendo el maestro.

Luego de finalizado el curso, entre el estira y afloja del maestro y mi compañero Humberto, llegaron los resultados de la evaluación final y cual fuera la sorpresa de Humberto al ver su calificación de 6. Antes de que saliera del aula el docente, Humberto se le acercó para reclamarle dicha nota y el doctor solo se limitó a decirle sin oportunidad de réplica:

–Tu bien sabes porque te ganaste esa calificación, ¡para que aprendas a no contradecir!

En fin, así de injustas se manejaban las cosas en nuestra querida facultad.

Cumpliendo sueños, luchando por ideales

"Todo hombre debe de decidir una vez en su vida, si se lanza a alcanzar el éxito,
arriesgándolo todo, o se sienta a ver el paso de los triunfadores"
Thomas Alva Edison

Luego de aprobar las materias del primer año, pudimos darnos cuenta de que las claves para avanzar en la carrera de medicina son el empeño, la entrega y dedicación, entre desveladas y la pérdida de gran parte de nuestra previa vida social. Que sea dicho de paso, de 18 alumnos que ingresamos al grupo, solo 11 fuimos promovidos al segundo año.

Por otro lado, también tuvimos la oportunidad de conocer los diferentes y posibles escenarios que enfrentaríamos en nuestro largo caminar para lograr alcanzar nuestro anhelado sueño: titularnos como médicos.

Aprendimos de excelentes docentes, médicos entregados en cuerpo y alma a sus pacientes y a sus alumnos, con el ferviente deseo de resarcir la salud de sus enfermos y de ver, en un futuro, como sus alumnos lograron el éxito, superando al maestro.

Pero a la par, tuvimos maestros, cuya filosofía del ser mejor docente, era reprobar al máximo posible de alumnos, pensando que eso los llenaría de gloria ante las autoridades educativas de la Facultad, ya que siempre se ha creído, que en las escuelas y facultades de medicina deben existir estrechos filtros en las asignaturas básicas de los primeros años de la carrera, con el erróneo concepto, de que solo lo mejor de los mejores merecen continuar en esta exigente carrera.

En el año de 1984, cursando el segundo año de medicina, nos enteramos de que llegaría un nuevo docente a impartir la asignatura de fisiología, ya que el titular de dicha materia estaría ausente un par de años por motivo de cursar un doctorado en el extranjero.

Se decía que el docente suplente, era un reconocido fisiólogo del estado de Jalisco, acompañado por su esposa, de nacionalidad panameña, quien, por su parte, impartiría farmacología entre los alumnos de tercer año.

Definitivamente, el primero y segundo año de medicina fueron para mí, el período menos agradable de la carrera, ya que durante ese tiempo se imparten las materias básicas, y aunque son muy importantes en nuestra preparación, con relativa frecuencia se tornaron aburridas; sobre todo, para quienes teníamos la idea de que estaríamos en contacto con el paciente desde el ingreso a la Facultad.

La mayoría de los conceptos vertidos en estas asignaturas había que memorizarlos y recitarlos en cada una de las clases, muchas veces sin entenderlos claramente y mucho menos, sin recibir una explicación congruente de algunos de los responsables de impartirlas.

Creo que lo que mantuvo mi interés en algunas de estas disciplinas, fueron las prácticas en sus respectivos laboratorios.

En mi segundo año, fisiología fue una de las materias que mantuvo activa mi atención, ya que no solo aprendimos la teoría de las funciones del organismo humano; también tuvimos la oportunidad de realizar prácticas en el laboratorio, en las cuales nos mostraban, in vivo, el funcionamiento de algunos órganos, reafirmando con ello lo visto en la teoría.

Yo no sé si un requisito para ser fisiólogo o investigador sea portar una bata manchada de chile colorado o lucir francamente desaliñado, pero justo esas eran las principales características de nuestro maestro de fisiología, al cual, dadas estas particularidades, fue que le apodaron "El

Roñas", connotación derivada de la palabra roña (suciedad pegada al cuerpo).

Y fue justo con este maestro, que tuve mi primer encuentro con la búsqueda de la justicia en la Facultad de Medicina.

De casi sesenta alumnos que tomábamos dicha clase, en el examen final, solo fueron aprobados 6 estudiantes. Es un hecho, de que la responsabilidad de aprobar o no una materia, no solo depende del maestro, tiene que ver también con las actitudes y aptitudes del alumno, pero, cuando el 90% de la población estudiantil obtiene una calificación no aprobatoria, definitivamente tiene que ver francamente con las estrategias de enseñanza - aprendizaje que el maestro llevó a cabo durante el curso, o al menos, las autoridades deben voltear y analizar la situación para encontrar las causales de tan alto índice de reprobación. Situación que en nuestro caso nunca sucedió, razón por la cual, decidimos integrar una comisión de alumnos para reunirnos con el director en turno y solicitarle que tomara cartas en el asunto. Pero como en muchas otras situaciones, los amiguismos o compadrazgos, tienen más valor que la educación, incluso, que la razón.

Lamentablemente, luego de diversas amenazas de parte del director y del maestro de fisiología hacia los alumnos, con la finalidad de obligarnos a desistir en nuestras pretensiones de analizar y resolver la situación, el resto de los compañeros decidieron abandonar la batalla, antes de recibir el tiro de gracia del maestro.

Debido a que yo fui el portavoz del grupo, el maestro no tuvo contemplaciones, y fue directo contra mi persona. Les aseguro que me preparé como nunca lo hice antes para presentar un examen, y en este caso, fue el primero y único examen extraordinario que tuve que presentar durante toda mi vida estudiantil.

Estaba seguro no solo de haber aprobado el examen, incluso sabía que era una calificación de diez; sin embargo, el docente tenía todo calculado para reprobarme, ya que, en cada una de las respuestas, utilizó fracciones para calificarlas, a tal grado de que la calificación que él impuso fue de 5.99 (la calificación mínima aprobatoria era de 6).

Previo a que yo pasará a la revisión de mi examen, varios compañeros estuvieron con él, quienes, incluso, tuvieron calificaciones menores a 5.5 y, aun así, fueron aprobados.

Razón por la cual le cuestioné al docente porque a mí no me promovió, a pesar de faltarme tan solo una centésima para tener la calificación mínima aprobatoria, a lo que él respondió:

—Tu bien sabes porque, te atreviste a contradecirme ante todos, y este es el resultado de tus actos.

—Pero esa no es la calificación que obtuve, usted bien sabe que aprobé. Voy a solicitar revisión de examen —le dije.

—Tú mejor que nadie sabes que eso no será posible, ni revisión de examen ni nada. ¡Tendrás que repetir la materia y punto! Así que, ya déjame tranquilo, tengo que salir de la ciudad y no tengo tiempo para seguir escuchando tus tonterías —respondió.

Sabedor de que este pseudo docente era protegido por el director, no me quedó más que aceptar dicha situación y salir frustrado y enojado del laboratorio, con tantos sentimientos encontrados, incluso, pensando en abandonar mi sueño de llegar a ser médico.

¡Pero claro que no! Ese no sería el primero ni el último obstáculo para lograr alguna de mis metas, y eso no fue suficiente motivo para caer en desánimo.

Fuera del laboratorio, aún se encontraban algunos de mis compañeros, quienes, al ver mi cara de enojo, inmediatamente se dieron cuenta del resultado de mi entrevista con el maestro. Y como no iba a estar tan molesto, esta asignatura, aunque semestral, me obligaba a descansar todo un año.

Viéndome triste y enojado, Luis, un buen amigo de la Facultad, me preguntó que tenía pensado hacer durante ese tiempo, a lo que yo le respondí:

—Pues creo que tendré que buscar trabajo, no puedo estar sin hacer nada todo un semestre.

—Pues yo me iré a trabajar a ciudad Juárez, a la ferretería de un tío. Si quieres puedes venir conmigo y al menos allá trabajaremos durante las vacaciones.

—No me parece mala idea, déjame el nombre de tu tío y la dirección de la ferretería y te alcanzo en unos días ¿Te parece?

—¡Claro! Aquí te anoto los datos. Allá te espero entonces.

Alguna vez, uno de mis maestros nos dijo:

—Nunca olviden que "hasta de lo malo se aprende".

Y cuánta razón tenía, de los malos maestros aprendí, que el que mal actúa, mal acaba, y que siempre será mejor hacer el bien sin esperar nada a cambio. El resultado de tus buenos actos, siempre impactarán en tu bienestar y en el de tus seres amados.

Los ángeles existen

Luego de mi desagradable enfrentamiento con el "maestro" de fisiología y dada la imposibilidad de demostrar y sancionar tal injusticia, no me quedó más que regresar a casa, solo, decepcionado y triste del comportamiento de ciertos representantes de la naturaleza humana.

Sin embargo, dicha caminata me ayudó a reflexionar, a pensar en los motivos por los cuales, mis compañeros decidieron abandonar su cometido de demostrar la incapacidad de enseñanza del docente y las razones de este último, para perjudicar a sus alumnos. Seguramente, a mis compañeros les ganó el temor de las represalias; y al maestro, los complejos y el fantasma del fracaso, tal vez, al verse rebasado por el éxito de sus alumnos; en fin, cada cabeza es un mundo.

Casi terminaba de atravesar el parque cercano a mi casa, cuando desperté de mi frustrante letargo y me di cuenta de que, al llegar, tendría que explicarle a mi padre mi examen fallido y dicha situación no sería nada fácil, conocedor del fuerte carácter de mi señor padre.

Y tal cual, así fue, a mi padre no le gustó el resultado de mi evaluación, lo cual fue motivo de una discusión y me llevó a la decisión de salirme de casa y buscar asilo con mi hermana mayor, quien junto a mi cuñado y sin dudarlo, ambos apoyaron mi determinación.

Para colmo de males, ese mismo día por la noche, decidí visitar a la que en ese momento fuera mi novia, y cual fuera mi sorpresa, que a media cuadra antes de llegar a su casa, veo a dos sombras sellando sus labios con un beso más que apasionado, y a escasos cinco pasos de llegar a ellos, se dan cuenta de mi presencia, por lo que apresuradamente desprenden sus cuerpos y, el besucón, emprende la huida en su vehículo. Atónito a dicha situación, yo me seguí de largo al porche de la casa y en una de las esquinas me recargué en la pared, esperando a que mi mente y corazón entendieran lo que estaba sucediendo.

Luego de unos minutos, algo temerosa, ella se acercó a mi lado, tal vez pensando que explotaría con insultos y reclamos, pero tranquilamente le dije:

—Solo vengo por el libro de fisiología que dejé olvidado hace unos días.

Ella trató de justificar su actuar, aludiendo a mis constantes ausencias desde que inicié mis estudios de medicina y yo finalicé diciendo:

—No te preocupes, a veces nos toca ganar y a veces perder, y en esta ocasión, quién perdió fuiste tú.

Tomé mi libro y me retiré rápidamente, evitando con ello que notara mi tristeza y decepción. ¿Les parece cursi? Tal vez, pero dicha historia romántica pudo haber sido motivo de una telenovela. Lo crean o no, ahí terminó la relación con mi primer amor de estudiante.

Luego de un par de días de estar lamentando mi frustrante vida, decidí que era momento de tomar "el toro por los cuernos" y recordé la invitación de mi amigo Luis de ir a trabajar a la ferretería de su tío en ciudad Juárez, por lo que, sin avisarle a nadie, deposité unos cambios de ropa en mi maleta y me dirigí a la Central de Autobuses para subir al primer camión con rumbo a esa ciudad fronteriza.

Ya rumbo a mi destino, entablé conversación con el pasajero que ocupaba el otro asiento, quien casualmente, era un médico recién egresado y precisamente de la Facultad de Medicina donde yo estudiaba. El médico se dirigía a ciudad Juárez, ya que allá vivía su prometida, quienes recién habían presentado el Examen Nacional para Residencias Médicas (ENARM) y habiéndolo aprobado, tendrían que viajar a la ciudad de México por su constancia de aceptación; además de que llevarían la documentación requerida para ingresar a la institución hospitalaria donde realizarían su especialidad médica. Él me comentó que aplicaría para especializarse en cirugía plástica y reconstructiva.

Continuamos nuestra charla y durante el viaje yo le platiqué de mi odisea con la materia de fisiología y el me comentó que durante su paso por la Facultad de Medicina también fue motivo de varios atropellos académicos por algunos de sus maestros, pero que dichas situaciones fueron causa de mayor deseo por hacerse médico, para en su momento, poder cambiar esas prácticas insanas. Sin darnos cuenta, el chofer ya estaba anunciando el arribo a ciudad Juárez. Cuando nos bajamos del autobús, el médico me preguntó si tenía forma de llegar con mi amigo Luis, porque ya pasaban de las doce de la noche. Le respondí que probablemente me quedaría en la Central de Autobuses durante la noche y temprano en la mañana, buscaría la ferretería de su tío. Preocupado, me respondió que de ninguna manera permitiría eso, y me invitó a que lo acompañara a hablar por teléfono con su novia para que fuera por nosotros y nos llevara al hotel donde él se quedaría. Y así fue, al cabo de poco más de media hora, su prometida llegó por nosotros, acompañada de su padre y, antes de llevarnos al hotel, nos invitaron a cenar.

Ya en el hotel, el médico me dijo que no me preocupara, que el papá de su novia iría por nosotros temprano y me ayudarían a buscar la ferretería. Y tal cual lo prometieron, a la mañana siguiente, no me dejaron en ningún momento solo hasta que encontramos a mi amigo Luis.

Antes de que se retiraran, el buen médico me dejó sus datos, pero lamentablemente, en algún momento de mi vida perdí la tarjeta con su nombre. Sin embargo, ese ha sido uno de los más grandes y hermosos ejemplos de amor al prójimo que un médico me ha mostrado, lo cual, sirvió para que retomará firmemente mi propósito de dedicarme a la práctica de la medicina y devolverle el favor a ese ángel, ayudando a más gente en su nombre.

Vaya mi reconocimiento para ese gran ser humano en donde quiera que se encuentre, esperando que, en algún momento, ese buen galeno pueda leer estas líneas y con el anhelo de que algún día, yo pueda expresarle mi agradecimiento con un fraternal abrazo.

Cuando un amigo se va...

Una estrella se ha perdido

Alberto Cortez

Luego de despedir al buen médico junto con su prometida y su futuro suegro, tuve que esperar a mi amigo Luis afuera de la ferretería durante toda la jornada laboral, ya que no le había comentado nada a su tío respecto a la posibilidad de que me diera trabajo.

Llegada las tres de la tarde, caminé unas tres o cuatro cuadras hasta llegar a un negocio de comida, y dado lo escaso de mi presupuesto, tuve que pedir solo un burrito y un refresco, dejando el resto del dinero, para dos o tres días más de alimentos y, en caso necesario, para comprar el boleto de regreso a Chihuahua. Después de ingerir tan suculenta comida (la única durante el día), regrese a la ferretería y poco antes de las 8 de la noche, mi amigo Luis salió del edificio.

Camino al lugar donde estaba viviendo, me comentó que probablemente al día siguiente su tío me daría trabajo, pero en una de sus gasolineras y no en la ferretería como Luis me había comentado.

Luego de caminar unos 20 minutos, llegamos a la calle Posada Pompa, casi esquina con López Mateos, lugar donde se encontraba el pequeño cuarto que Luis habitaba. Una fría habitación de ladrillo, sin enjarre y con un baño a medio construir. En el dormitorio solo había un pequeño catre por lo que tuvimos que crear una cama con algunas de las cajas de cartón que se encontraban en el lugar. Luego de un buen rato de estar platicando, súbitamente caímos en brazos de Morfeo hasta la mañana siguiente.

Eran las seis y media de la mañana y ya íbamos camino a la ferretería, a donde llegamos 10 minutos antes de las 7, la hora de entrada de Luis a trabajar, quien de nuevo me pidió que me esperara afuera hasta platicar otra vez con su tío. Dieron las 10 de la mañana y Luis salió a preguntarme si ya había desayunado, y aunque yo no había ingerido alimento alguno, apenado por las circunstancias le contesté que sí, que había comprado unas donas en la panadería. Sin embargo, no fue hasta las 3 de la tarde en que de nuevo acudí a comprarme otro suculento burrito de chile relleno y un refresco para calmar el concierto de extraños sonidos que mis intestinos emitían.

Como bien dedujeron, poco antes de las 8 de la noche Luis salió de la ferretería y de nuevo nos encaminamos a su vivienda, aunque en esta ocasión nos detuvimos en un puesto de tacos, donde Luis amablemente me invitó la cena.

A la mañana siguiente, luego de unos minutos de haber llegado a la ferretería, Luis me pidió que entrara y fue entonces que conocí a su tío, un hombre de mediana estatura, con abdomen abultado, con algunas piezas de oro supliendo sus dientes y con voz ronca, pero con actitud amable. Me dijo que me mandaría a una de sus gasolineras, donde uno de sus hijos era el gerente del negocio.

Justo cuando estábamos a punto de irnos, el tío de Luis nos detuvo y me pidió que me quedara, ya que apenas unos minutos antes le avisaron de la renuncia de uno de sus trabajadores en la ferretería, por lo que necesitaba cubrir dicho puesto.

Fue así, que durante un mes y medio laboramos en la ferretería, donde algunas ocasiones había que barrer y trapear, otras que atender a los clientes, y otras más, cargar y descargar camiones con sacos de cemento, actividad que en más de una ocasión me dejó ampollas en los hombros, huellas que fueron parte del aprendizaje que te regala la vida.

Un buen día, recibí con sorpresa una carta de mi hermana Ximena, ya que durante mi estancia en ciudad Juárez nunca me comuniqué con mi familia, pensando siempre que ellos no tenían conocimiento de mi paradero, pero fue mi amigo Luis, que, sin darme cuenta, habló con mi hermana y mi madre para informarles que yo estaba con él en aquella ciudad fronteriza y que me encontraba bien. En la carta, mi hermana me decía que me extrañaban y que debería de regresar a Chihuahua.

Dos semanas antes de la fecha programada para regresarnos, mi amigo recibió una llamada de algunos ex compañeros de la preparatoria donde estudió en la ciudad de México, quienes en los próximos días lo visitarían en Naica, lugar donde Luis vivía con su madre.

Entusiasmado por la visita, Luis me preguntó si quería acompañarlo a Naica y si podríamos adelantar nuestro regreso, a lo que yo respondí que no tenía ningún inconveniente, y acto seguido, Luis le solicitó a su tío que nos pagara nuestro salario ese viernes para tomar el autobús por la noche.

Llegamos a Chihuahua el sábado muy temprano en la mañana y le comenté a Luis que ese día me quedaría en casa de mi hermana para saludar a mi familia, y al día siguiente lo alcanzaría en Naica.

Durante todo ese sábado, tuve la oportunidad de convivir con mis hermanos y mi madre, quienes me preguntaron como la había pasado en ciudad Juárez, a lo que yo siempre contesté que muy bien, pero sin comentar algunas de las situaciones difíciles vividas, como la falta de dinero y la escasa comida los primeros días de mi estancia allá.

Como las cosas no estaban aún resueltas entre mi padre y yo, decidí quedarme en casa de mi hermana Ximena, con quien tuve la oportunidad de ponerme al día platicando hasta altas horas de la noche.

Al día siguiente, cuando iban a dar las 7 de la mañana, llega mi madre a casa de mi hermana, y al ver su cara, supe que no traía buenas noticias. Súbitamente soltó en llanto y con su voz entre cortada me dijo que la madre de mi amigo Luis llamó por teléfono para informarnos sobre el deceso de su único hijo.

Luis invitó a sus amigos a pasear en la presa "Las Vírgenes" (presa Francisco I. Madero), lugar donde el hijo de uno de sus amigos decidió introducirse a nadar, quien de pronto comenzó a hundirse, por lo que el papá se lanzó a tratar de salvarlo sin obtener resultado alguno y Luis, con su vestimenta y sus pesadas botas de minero (con punta de acero) también se lanzó al agua tratando de rescatarlos, pero entre tanto forcejeo de los involucrados, finalmente desaparecieron sin dejar rastro en el agua de la presa; y no fue, hasta varias horas después, que se localizaron sus cuerpos.

De nuevo me vi envuelto en la pérdida de otro gran amigo, coincidentemente, había ya perdido a dos buenos amigos de nombre Luis, uno compañero de la preparatoria y el otro en la Facultad de Medicina, ambos, hijos únicos.

No cabe duda, como bien lo expresa Alberto Cortez, cuando un amigo se va, una estrella se ha perdido...

¿Justicia Divina?

Luego de tan lamentables acontecimientos, Iván pensaba en la posibilidad de solicitar su ingreso a la Facultad de Medicina en ciudad Juárez, ya que en Chihuahua, la asignatura de fisiología solo la impartiría el docente conocido como "El Roñas", que como ustedes ya saben, fue quien lo reprobó injustamente.

Sin embargo, la nostalgia vivida y el recuerdo permanente de su familia estando en aquella ciudad fronteriza, aunado a la pérdida reciente de su buen amigo Luis, lo ayudaron a tomar la decisión de continuar sus estudios en la capital, a pesar de que no se vislumbraba el mejor escenario.

Luego de su trabajo en la ferretería y de 4 meses de haber trabajado como taxista y en un supermercado, Iván ya contaba con los recursos monetarios para pagar su reingreso en la Facultad de Medicina, y como era la única materia que tomaría durante el semestre, también tendría la oportunidad de continuar trabajando.

No fue sencillo para Iván asistir a la clase de fisiología, ya que al inicio del curso, el maestro constantemente lo hostigaba con preguntas; sin embargo, tampoco para el docente fue fácil, ya que Iván, además de contestar los constantes cuestionamientos del fisiólogo, también lo bombardeaba continuamente de preguntas, a tal grado, que llegó un momento en que el maestro le propuso que ya no asistiera al curso, ofreciéndole quedar exento de la materia y por lo tanto promovido al siguiente año escolar; sin embargo, conociendo el comportamiento no ético de su profesor, Iván rechazó rotundamente dicha propuesta, cumpliendo a cabalidad su asistencia a clases y a cada práctica complementaria del curso.

Finalmente, Iván logró aprobar dicha asignatura, pero no fue así para el gran porcentaje de sus compañeros de clase, en esta ocasión, poco más del 70% de ellos no aprobaron la materia y solo una ínfima cantidad de los alumnos tuvieron calificación aprobatoria en el examen extraordinario, por lo que el resto de ellos, tendrían que perder todo el año escolar, derivado de no haber sido promovidos en dicha materia semestral.

Sin embargo, para fortuna de todos los no promovidos, entre ellos se encontraban dos hijos de prominentes médicos de la ciudad, dueños de uno de los principales hospitales privados de la localidad y que además llevaban el mismo apellido que el director en turno de la facultad. Por lo que ni tarde ni perezoso, y haciendo gala de una más de sus triquiñuelas, el director convocó al "Honorable Consejo Técnico" de la facultad para cambiar la reglamentación y permitir que los alumnos en condición no aprobatoria de dicha materia pudieran cursarla al mismo tiempo que las asignaturas del siguiente año escolar. Es decir, en palabras más coloquiales, llevarían "colgando" la materia reprobada.

Luego de realizar tal modificación al reglamento y de haber logrado su propósito entre el alumnado, el Consejo Técnico se reunió de nuevo, pero en esta ocasión para revocar, sin retroactividad, tal disposición.

Probablemente los cambios al reglamento se hicieron para beneficiar específicamente a ciertos alumnos, pero gracias a ello, el resto de los compañeros reprobados también tuvieron la oportunidad de continuar sus estudios sin haber perdido todo un año escolar. Pero dicha situación, solo sucedió en esa generación.

A la par de estos acontecimientos, y cansadas de las injusticias y atropellos del maestro de fisiología, dos valientes compañeras buscaron la forma de evidenciar la mala praxis de este docente y, afortunadamente, lo lograron.

Luego de darse cuenta de que no fueron aprobadas en la multicitada materia de fisiología, acudieron con el docente para exponerle su inconformidad, y como era de esperarse, éste les hizo una propuesta indecorosa (favores sexuales) para darles una calificación aprobatoria, a lo cual, ellas se negaron rotundamente a realizar tal atrocidad, y en su defecto, lo amenazaron con acudir a las autoridades correspondientes para denunciarlo, pero el fisiólogo respondió con lujo de cinismo que él tenía inmunidad en la facultad, ya que era amigo íntimo del director, y que de hacerlo, ellas serían las más perjudicadas.

Lo que el desvergonzado "Dr. Roñas" desconocía, era que las alumnas grabaron toda la conversación que tuvieron con él, misma que fue la prueba contundente para que el Consejo Universitario finalmente lo removiera del cargo.

Lamentablemente, el caso del malogrado fisiólogo no fue un evento aislado. A medida que Iván avanzaba en su caminar por conseguir el tan anhelado título de Médico Cirujano y Partero, las injusticias académicas entre la población estudiantil de la facultad estaban a la orden del día. Los derechos humanos de hombres y mujeres eran frecuentemente lacerados en el seno de tan honorable institución.

Abuso del poder

Años antes de mi ingreso a la universidad, la Facultad de Medicina saltaba a la fama en los medios de comunicación nacionales e internacionales, con la nada célebre y triste noticia de que en dicho recinto académico existía tráfico de córneas. Dicho comunicado emanó de la investigación realizada por reporteros de un famoso programa de investigación de una televisora nacional, donde se responsabilizaba de dicho delito al director de la facultad, en complicidad con un alumno, quien era señalado como su mano derecha y a quien apodaban "el gordo".

Para muchos, dicha información solo significaba una nota amarillista más, con la cual el reportero pretendía saltar a la fama a costa de perjudicar a una institución educativa de reconocido prestigio dentro y fuera de nuestro país. Para otros, era un ejemplo más de la impunidad con la que actuaban los delincuentes de guante blanco en aquella época, incluso desde el interior de las instituciones educativas, responsables también, de fomentar los valores en la sociedad.

En lo personal, dicho comunicado me interesó en su momento, ya que se trataba de la institución académica, donde entonces, yo pretendía ingresar para lograr mi objetivo de convertirme en el primer médico de mi familia.

Ya como alumno de la Facultad de Medicina, me di cuenta porque al director en turno, entre otras connotaciones, le llamaban "Al Capone". Muchas cosas se decían de él en los pasillos de la escuela: que era un mafioso, que no era mexicano, que nació en Argentina, que con el dinero que sustrajo de la facultad compró su rancho, que los dólares que pagaban los estudiantes extranjeros iban directo a su bolsillo, entre muchos otros señalamientos. Nunca escuche que maestros o alumnos hablaran algo bueno de él, excepto que alguna vez, alguien comentó que durante un festejo de los miembros del equipo de futbol americano, algunos de ellos fueron detenidos por la policía por estar haciendo desmanes en la vía pública, y el "director", a través de sus influencias pudo evitar que dichos alumnos fueran remitidos a los separos de la comandancia, incluso antes de ser fichados.

El "director" era un gran aficionado del futbol americano, y los miembros del equipo de la facultad eran por demás los consentidos de él. No había petición que entrenador y jugadores le hicieran, que no se les otorgara.

Lamentablemente, el "director" también utilizaba a este conjunto de deportistas como grupo de choque. Incluso, algunos de ellos destacaban entre la comunidad universitaria por sus excelentes habilidades deportivas y académicas, y a pesar de no estar de acuerdo con las prácticas no éticas del "director", sabían que de no continuar en el equipo, podían ser motivo de represalias, incluso, como sucedió con varios estudiantes, ser dados de baja definitiva de la facultad sin dejar documento alguno que diera indicio de que algún día fueron parte de la población estudiantil de la institución. En lo personal, para proteger mi permanencia en la facultad, cada término de año solicitaba mi constancia de calificaciones y de haber sido promovido al siguiente año escolar.

Recuerdo que en una ocasión, el Rector de la universidad tuvo dificultades con alumnas de la escuela de Enfermería y solicito al "director" la intervención de sus jugadores, para que junto con deportistas de otras instancias universitarias, acallaran a las manifestantes, por lo que, armados con cascos y bates de beisbol se dieron a la tarea de reprimirlas con amenazas, y en algunas de ellas, hasta con lesiones físicas innecesarias. Cabe destacar que las alumnas solo se manifestaban pacíficamente a favor de la democracia universitaria.

Y hablando de democracia en nuestra "Alma Mater", siendo presidente de la sociedad de alumnos de la facultad, fui convocado por representantes de las sociedades de alumnos de diversas escuelas y facultades de la universidad, quienes manifestaban su interés por transparentar las elecciones de los representantes de la población estudiantil, principalmente en la Facultad de Derecho, semillera de políticos, pero principal nido de triquiñuelas electorales y de infiltración de los partidos políticos en el poder de aquella época.

Los convocados ahí presentes, decidimos publicar en el principal tabloide de la ciudad, un manifiesto a favor de la democracia universitaria, el cual, fue motivo de represalias para muchos de los firmantes de dicho documento.

En mi caso, estando en mi domicilio, recibí una llamada telefónica del mismísimo "director", quien inició su charla con sus características amenazas:

—¿Qué te pasa cabrón? —me preguntó en tono intimidante.

—¿Qué no sabes que estoy enterado de que tu hermana mayor estudia en Ciencias Químicas y tu hermano menor en Derecho y que a ambos los tengo bien vigilados? Además, tengo conocimiento de que tu padre es miembro del partido comunista.

—¡Claro que lo sé doctor! Incluso estoy seguro de que usted sabe cada uno de mis movimientos. ¿Cree que no me he dado cuenta de que me envía a su subordinado a vigilarme?

—Pues mira —me dijo en tono molesto—. Ya te conseguí una cita con mi compadre, el director de Derecho, para que vayas y le ofrezcas una disculpa y le digas que te obligaron a firmar el manifiesto.

En principio, pensé en la posibilidad de negarme, pero dadas las circunstancias, le dije que acudiría, por lo que, a la mañana siguiente, me presenté a la hora convenida en el despacho de abogados del director de la Facultad de Derecho y, luego de esperar escasos minutos, la secretaria me pasó a su oficina.

—¡Buenos días! ¡Toma asiento por favor! ¿Qué te trae por aquí? —preguntó amablemente—. Me dijo mi compadre que vendrías a visitarme.

—Así es licenciado, le prometí al director que vendría a visitarlo.

—¿Y cuál es el asunto? —insistió.

—Pues mire, —le contesté. Solo vengo a ratificarle que estoy de acuerdo en el manifiesto publicado en el periódico y que de ninguna manera fui obligado a firmarlo. La postura ahí plasmada, es el consenso de la asamblea estudiantil de nuestra facultad.

–¡Ah caray! Eso no fue lo que me dijo mi compadre, pero bueno, como autoridad de la Facultad de Derecho, tengo que respetar la autonomía de las sociedades de alumnos. Pues muchas gracias por tu visita, a ver cuándo tenemos la oportunidad de comernos una carnita asada y tomarnos unas cervecitas bien heladas.

Helado como las cervezas que el licenciado mencionó, fue como salí de su oficina y, temeroso de alguna represalia, me dirigí casi corriendo hacia mi casa, volteando de vez en vez a mis espaldas para verificar que nadie me estaba siguiendo.

Para beneplácito de la comunidad universitaria, en 1985, la Ley Orgánica establece la no reelección de los directores de las escuelas y facultades; y para la Facultad de Medicina, dicha medida puso fin (en 1988) a la dictadura del "director", quien durante 11 años fungió como cabeza de nuestra institución, abusando constantemente del poder que el puesto le confería.

Comprometidos con la enseñanza médica

Efectivamente, la carga de trabajo, el exceso de estudio, el compromiso por cumplir las tareas de cada maestro, entre muchas actividades más; hacen de la carrera de medicina uno de los programas académicos de la universidad más fatigantes.

Lo que es un hecho, es que quien se entrega a esta profesión por vocación, ni el cansancio físico o mental, ni la falta de sueño o tiempo para el estudio, ni la pérdida de una vida social o familiar, ni mucho menos las constantes injusticias o insultos de docentes sin escrúpulos, son motivo para abandonar sus sueños, sus propósitos, sus ideales de dedicarse a la medicina en pro de la humanidad.

Durante el caminar por los pasillos de la facultad, por sus aulas, por sus oficinas, por sus laboratorios y a través de cada año escolar cumplido, uno se da cuenta de que la inmensa carga que llevas a cuestas durante los 7 años de estudio se torna más liviana en cada paso que das.

Sabes bien que no estás solo, cuentas con el personal administrativo que siempre está dispuesto a darte una mano y su mejor sonrisa en los momentos más precisos.

A tu lado también encuentras al docente realmente comprometido con la enseñanza, aquél que siempre está dispuesto a invertir el tiempo necesario para que te quede claro cada nuevo concepto aprendido, respondiendo tus preguntas y despejando tus dudas; aquella maestra que pesar de las carencias tecnológicas o de infraestructura, siempre demuestra su creatividad para mostrarte el conocimiento de una forma clara y sencilla.

Docentes que, a pesar de percibir ridículos y casi nulos salarios, se comprometen de lleno con la enseñanza de sus alumnos, motivándolos constantemente y mostrándoles no solo el conocimiento de la medicina, sino también sembrando humildad, sensibilidad al dolor de sus pacientes y respeto por la dignidad humana.

Definitivamente no todo lo vivido en la facultad es malo, existen docentes y personal administrativo realmente comprometidos en forjar, en la medida de lo posible, al mejor profesional de la medicina.

El internado de pregrado

Luego de seis años de permanencia en la facultad, llegaba el momento de abandonarla y seleccionar el hospital donde realizaríamos, por un año, el Internado de Pregrado, durante el cual aplicaríamos en la práctica los conocimientos previamente adquiridos.

El proceso de selección implicaba que el mejor promedio académico sería el primero en elegir el hospital de su preferencia y así consecutivamente hasta el alumno con el promedio más bajo.

De acuerdo con mis calificaciones, yo estaba seguro de que podría elegir el hospital de mi preferencia; sin embargo, cuando pasé a la mesa de selección, las autoridades me informan que ya no había cupo, a pesar de que al inicio de la reunión se informó de 11 plazas disponibles y que al momento de mi turno solo habían sido elegidos 10 lugares en ese nosocomio.

Y como dicen en el rancho, "otra vez la burra al trigo". Pues como iba a quedar la última plaza vacía, si ya la tenían asignada para la hija de un médico influyente, aquella compañera que, al momento de hacer fila para inscribirnos en primer año, presumía de su viaje a Europa y de sus pretensiones de ser poeta y no médico.

En fin, "no hay mal que por bien no venga". Finalmente elegí el Hospital General, el cual, antes de su apertura fue llamado el "elefante blanco", dado que su construcción y puesta en funciones se tardaron poco más de 20 años.

Yo formé parte de la segunda generación de médicos internos de pregrado (MIPS), es decir, cuando ingresamos, el nosocomio apenas tenía un año de haberse inaugurado. El grupo de MIPS estaba conformado por estudiantes de las facultades de medicina de Chihuahua y de ciudad Juárez, ya que en esa época, el número de egresados de nuestra facultad era muy escaso para cubrir las necesidades de todas las instituciones hospitalarias que aceptaban y solicitaban médicos internos.

Con la cantidad de MIPS que ingresamos al Hospital General, apenas se cubrían los principales servicios hospitalarios: pediatría, medicina interna, cirugía, gineco-obstetricia y urgencias, a los cuales acudíamos de lunes a viernes, con hora de entrada a las 7 de la mañana y con hora de salida a las 2 de la tarde, aunque habitualmente nos retirábamos del hospital hasta que terminábamos todas las actividades correspondientes de cada servicio (en algunas ocasiones hasta las 5 o 6 de la tarde); además, teníamos que cumplir con guardias cada tres días (guardias llamadas ABC), las cuales iniciaban a las 2 de la tarde y terminaban al día siguiente a las 7 de la mañana para luego continuar con las actividades correspondientes en cada uno de los servicios hospitalarios.

Cada servicio solo contaba con 2 médicos internos durante el turno matutino. Uno de los MIPS de pediatría tenía que cubrir el área de toco-cirugía, y el otro, las áreas de pediatría, neonatología y terapia intensiva pediátrica; uno de los MIPS de cirugía tenía que cubrir el quirófano, y el otro, el área de pacientes adultos hospitalizados por enfermedades que ameritaron tratamientos quirúrgicos; uno de los MIPS de medicina interna tenía que cubrir la terapia intensiva de adultos, y el otro, el área de pacientes adultos que ameritaron tratamiento médico no quirúrgico; uno de los MIPS de gineco-obstetricia tenía que cubrir toco-cirugía, y el otro, el área de mujeres hospitalizadas con enfermedades ginecológicas; finalmente, un médico interno más, cubría el servicio de urgencias. Con relación a las guardias, había tres equipos, los cuales estaban conformados por un número de 4, 4 y 3 MIPS, respectivamente en cada guardia.

Yo formaba parte del equipo de tres médicos internos y estábamos integrados de la siguiente forma: uno en urgencias, otro en tococirugía y uno más encargado de atender las necesidades de todos los pacientes hospitalizados en los diversos servicios hospitalarios que se encontraban distribuidos en los tres pisos existentes en aquella época. En aquel tiempo, el hospital aún no contaba con residentes (médicos titulados que realizan su especialidad), los cuales, en su momento, son quienes supervisan, orientan y capacitan a los médicos internos en los hospitales considerados de enseñanza.

Al exceso de horas laborales, escaso número de MIPS y falta de médicos residentes hay que agregarle que en los turnos vespertino y predominantemente en el nocturno era prácticamente imposible contar con el apoyo o supervisión de los médicos responsables de dichos horarios, ya que, algunos se escondían en alguna cama libre de hospital para dormir durante toda la noche, otros simplemente no acudían a trabajar y, en el mejor de los casos, algunos eran localizables a través de una llamada telefónica (de guardia ficticia o guardia de llamada).

En algunos de los servicios, la enseñanza era escasa y durante las guardias, era insuficiente o prácticamente nula. Sin embargo, hay que reconocer que el entonces jefe de enseñanza ponía todo su empeño para que los médicos adscritos de los diversos servicios expusieran los temas del programa académico que correspondían a sus especialidades.

Es cierto que, en algún momento, la preparación académica del médico se puede tornar auto didacta; sin embargo, este tipo de aprendizaje siempre debe acompañarse de la supervisión de un tutor, cuyas habilidades, conocimientos y experiencias, sean transmitidos al alumno, con el principal objetivo de beneficiar a sus pacientes.

Les aseguro que, en más de una ocasión, alguno de los médicos internos pensamos en la posibilidad de abandonar el internado de pregrado, ¡y como no considerarlo! No cualquiera, en su sano juicio, puede soportar el cansancio físico y mental derivado del exceso de actividades, la falta de sueño durante las guardias, aunado al estrés desencadenado de la necesidad de realizar procedimientos sin el apoyo o tutelaje de algún médico especialista.

Sin embargo, si lo vemos desde otro punto de vista, puedo decir, que, como médico interno de pregrado, tuve la oportunidad de realizar procedimientos médicos y quirúrgicos, que incluso, ni médicos internos de otros hospitales, o médicos ya titulados, los han realizado en toda su práctica profesional.

Uno de los cirujanos del turno nocturno, luego de demostrarle que teníamos el conocimiento teórico del procedimiento quirúrgico a realizar, nos permitía llevar a cabo la cirugía, aunque en algunas ocasiones, en lugar de estar presente y realizar labores de supervisión, prefería irse a la sala de descanso del quirófano a dormitar un rato.

Otros especialistas en pediatría, ginecología y medicina interna también nos dieron la oportunidad de realizar algunos procedimientos, pero en el caso de ellos, siempre estuvieron vigilando cada paso de nuestros movimientos, para verificar que contábamos con las habilidades y los conocimientos, pero sobre todo, para asegurarse que nuestra participación se apegaba siempre a una práctica ética sin ninguna posibilidad de afectar la integridad de nuestros pacientes.

Esto no significa que lo arriba expuesto haya sido el mejor modelo de enseñanza-aprendizaje, al contrario, como médico especialista y docente en la facultad de medicina, ahora lo veo con diferente óptica y no comparto dichas prácticas, pero bajo las condiciones descritas, había que adaptarse y actuar en consecuencia, predominantemente en favor de resarcir la salud de nuestros pacientes y consecuentemente, en pro del aprendizaje del médico en preparación.

Definitivamente que la falta de pericia y experiencia pudo derivar en algún incidente o accidente; sin embargo, gracias al trabajo solidario del entonces grupo de médicos internos y del apoyo incondicional de algunos médicos especialistas, nunca nos vimos envueltos en tales circunstancias.

En una de las guardias nocturnas en el servicio de urgencias (habitualmente saturadas de enfermos), tuvimos que ingresar a 4 o 5 pacientes con enfermedades que requerían de algún procedimiento quirúrgico; pero como lo comenté previamente, muchos de los médicos no se encontraban en el hospital durante su jornada laboral correspondiente, y el caso del cirujano del turno nocturno, no era la excepción. Era apremiante el tratamiento quirúrgico de dichos enfermos, por lo que decidimos llamar por teléfono al especialista. Luego de esperar varios timbres en el auricular, finalmente un interlocutor respondió la llamada.

—Buenas noches ¿es la casa del cirujano?

—A sus órdenes —respondió el médico.

—Habla el médico interno de urgencias, solo para comentarle que tenemos varios pacientes con diagnóstico de patología quirúrgica y algunos requieren de cirugía urgente.

–¿Y quién determinó que son patologías quirúrgicas y urgentes? ¿Acaso un cirujano?

–No señor, solo los valoramos el médico adscrito de urgencias y su servidor.

–Pues mira, en este momento estoy en una cena familiar, apenas son las 11 de la noche y no voy a dejar a mis invitados, así que dile al adscrito que seleccionen a uno de los pacientes y que preparen todo para intervenirlo a las 6 de la mañana.

Decidimos que la paciente de 70 años con obstrucción intestinal era la candidata idónea para dicha cirugía; sin embargo, cuando el cirujano llegó a las 6 de la mañana y se dio cuenta de las características de la enferma, mismas que condicionaban un procedimiento de alto riesgo, prefirió ingresar a quirófano a un joven de 22 años con diagnóstico de apendicitis.

Dos horas después, al ingresar el cirujano del turno matutino e iniciar su visita diaria, inmediatamente se dio cuenta de la gravedad que presentaba la anciana y solicitó ingresarla urgentemente a quirófano. Terminando mi guardia en urgencias, cuando me dirigía al comedor a desayunar, escuché por el altavoz que solicitaban urgentemente la presencia del médico interno de quirófano, por lo que acudí rápidamente al llamado. El cirujano ya estaba en la sala de quirófano preparándose para iniciar la cirugía, por lo que apresuradamente lleve a cabo el lavado quirúrgico de manos y me integré al equipo que operaría a la anciana. El cirujano, hábil y rápidamente llevó a cabo la cirugía; sin embargo, los hallazgos no fueron muy alentadores, porque además de encontrar el sitio de la obstrucción intestinal, también se topó con una perforación en dicha estructura anatómica, la cual posiblemente derivó del retraso en el tratamiento quirúrgico. Dicha paciente requirió de un lavado exhaustivo de la cavidad abdominal, además de la colocación de sondas de drenaje, por lo que ameritó de un postquirúrgico de poco más de una semana de hospitalización. Sin embargo, gracias al compromiso ético del médico que la operó y al del resto del personal que la cuidaron durante su estancia, la paciente se recuperó sin mayores complicaciones. Una semana después y agradecidos con el equipo de salud, los familiares de la paciente nos llevaron unos ricos biscochos hechos precisamente por la ya recuperada y agradecida anciana.

A la luz de lo que pareciera una tormenta fría e interminable, el año de internado fue la primera oportunidad de enfrentar retos clínicos, de poner en práctica los conocimientos adquiridos durante 5 años de estudiante, pero también de aprender de pocos pero grandes médicos especialistas, con una real vocación de servicio y gran compromiso de resarcir la salud de sus pacientes y de entregar sus conocimientos a las nuevas generaciones.

Recuerdo también con agrado y admiración, aquella tarde en el área de tococirugía al ginecólogo del turno vespertino, quién, con sus ideales en favor de la vida y sus habilidades quirúrgicas, le dieron la oportunidad a un padre de familia, de recibir en sus brazos a su pequeña y esperada hija recién nacida. Era el cambio de turno, y al momento de que el médico ingresó al servicio para iniciar su jornada, se percató de que una de las pacientes, recién ingresada con diagnóstico de eclampsia, presentaba francos datos de cianosis, por lo que rápidamente se acercó a ella y se percató de que ya no había signos de vida. Derivado de una crisis convulsiva, la paciente había caído en paro cardio-respiratorio; sin embargo, el médico logró detectar los apenas perceptibles latidos cardíacos fetales, por lo que solicitó apoyo urgente del resto del equipo médico y de enfermería para iniciar reanimación cardiopulmonar en la paciente y, a la par, realizar una cesárea de urgencia para extraer a la pequeñita. Para beneplácito de todos los que participamos en dicho evento, el médico pudo obtener con vida a la pequeñita, quien solo requirió de apoyo con oxígeno, sin necesidad de ninguna maniobra de reanimación. Lamentablemente, y a pesar de los esfuerzos del equipo de salud, la madre de la pequeñita no logró sobrevivir. Si bien es cierto que toda pérdida humana es un hecho que lastima hasta lo más profundo de nuestras emociones, también es cierto que la habilidad clínica y la rápida y decidida actuación del gineco-obstetra, con el único y firme objetivo de conservar la vida, es digno de reconocimiento y respeto.

Héroes anónimos que dedican su vida a salvaguardar la vida de sus pacientes; hermosos ángeles que siempre tienen una palabra de aliento para niños y adultos que no solo se enfrentaban a la gravedad de su enfermedad, también tienen que luchar incansablemente contra la muerte.

Más de una historia de amor al prójimo presenciábamos cada día, aunque, desafortunadamente, el fantasma de abusos e injusticias vividos en la facultad, también nos acompañó durante el año de internado.

Esperando iniciar con varios procedimientos quirúrgicos, tres médicos internos nos encontrábamos en el área de lavado quirúrgico, ya que la complejidad y lo prolongado de una de las cirugías requeriría del apoyo de dos ayudantes. Nuestra compañera Claudia ya se encontraba realizando el lavado de manos y nosotros esperábamos instrucciones del neurocirujano sentados al lado de un pequeño escritorio, el cual se encontraba a unos pasos de la tarja quirúrgica. Sin haberse percatado de nuestra presencia, uno de los cirujanos entró a hurtadillas y al llegar a nuestra compañera, la abrazó tocando sus pechos, amenazándola de que no hiciera nada al respecto, puesto que estaba realizando un procedimiento que requería de estrictos cuidados estériles para evitar contaminación y que, en caso de que comentara con alguien lo sucedido, él mismo se encargaría de darla de baja del internado. Más tarde, en la habitación de médicos internos, nos encontramos con Claudia y la instamos a denunciar el hecho; sin embargo, ella prefirió que no dijéramos nada del asunto, ya que, de hacerlo, los tres estaríamos en riesgo de perder nuestro internado de pregrado. Respetando su decisión e igualmente temerosos a que, de hacer la denuncia, fuéramos motivo de represalias, el asunto quedó resguardado entre nosotros y, seguramente, ninguno olvidó este momento tan frustrante y por demás vergonzoso.

Y hablando de situaciones bochornosas, recuerdo que uno de los ginecólogos de guardia nocturna se apresuraba a atender la ventanilla, donde, las mujeres embarazadas solicitaban sus servicios, pero cínicamente, y para evitar trabajar, él mismo se encargaba de informarles que no había ginecólogo alguno, por lo que terminaba enviándolas al Hospital Central.

También me viene a la memoria, que, habiendo ortopedista de turno, el médico responsable de la guardia nocturna de urgencias se encargaba de decirle a la gente que no había especialista que atendiera a los fracturados; y, acto seguido, los derivaba a una clínica particular, en donde serían atendidos de forma privada, justo por el mismo traumatólogo de guardia del hospital. Claro que éste último obtendría sus honorarios por realizar el procedimiento, y el otro, recibiría su correspondiente porcentaje por el envío del paciente. Además de recibir del hospital, un salario no devengado. Negocio redondo ¿no lo creen así?

Y, hablando de este médico de urgencias, se decía que era hermano del entonces secretario del sindicato del hospital y que dada la inmunidad que le confería el puesto de su consanguíneo, sustrajo del hospital, junto con otros colegas, un sin número de equipo médico que había sido donado por asociaciones altruistas, con el cual, pudieron iniciar su propia clínica en una de las colonias periféricas de la ciudad.

Gracias a la inquietud y capacidad creativa de aquella generación de médicos internos de pregrado, tuvimos a bien organizar las I Jornadas de Médicos Internos, evento único en su tipo en el estado y, probablemente en todo el país en aquella época. En dicho congreso médico, y a través de varias actividades, pudimos recaudar los recursos económicos necesarios, los cuales nos permitieron contar con la presencia de especialistas de prestigio internacional y otros con reconocimiento nacional y local pero no de menor importancia.

Durante la organización de dicho evento académico, por gestiones de mi buen amigo y médico interno Chacho, tuvimos la fortuna de recibir como donativo, una ambulancia completamente equipada; sería la primera con una terapia intensiva de traslado no solo en el hospital, incluso en todo el estado. Dado que en aquella época el Hospital General realmente solo contaba con camionetas de traslado (pickups con camper), con nulo equipo médico, esa sería la mejor oportunidad de retribuirle a la institución todos los conocimientos y bondades de que fuimos motivo durante nuestro año de internado. El director del nosocomio nos instruyó para que le informáramos de tal donación al Secretario de Salud del Estado, quien, a su vez, lamentablemente se negó a recibirla, aduciendo que tal obsequio pondría en evidencia las carencias del gobierno en turno en materia de salud. Finalmente, la ambulancia fue donada a un hospital de un país centroamericano.

Un verdadero servicio social

Luego de la experiencia del internado de pregrado, daría inicio a una de las más gratas vivencias de mi caminar profesional: el servicio social.

A esta etapa se le considera una obligación jurídica de todo estudiante universitario y un requisito para obtener su título. Pero más que una exigencia institucional o gubernamental, este período implica una connotación de tipo moral y ética, mediante el cual, el pasante de medicina además de consolidar su formación profesional solidariamente trabajará durante todo un año en beneficio de una comunidad designada por las autoridades de salud, con la finalidad de retribuir, a sociedad y gobierno, la oportunidad de haber recibido su educación universitaria.

En 1936 se implantó el servicio médico social al celebrarse el primer convenio entre una dependencia del sector público, el Departamento de Salubridad Pública y la Escuela Nacional de Medicina de la UNAM.*

El 22 de julio de 1937, el presidente de la República Gral. Lázaro

---

* UNAM. Facultad de Medicina. Coordinación del Servicio Social:
http://www.facmed.unam.mx/sg/css/documentos_pdf/El%20Servicio%20Social%20Medico.pdf

Cárdenas y el Rector de la UNAM Lic. Luis Chico Goerne, celebraron un convenio por el cual se implantó en todas las facultades y escuelas universitarias el servicio social obligatorio para obtener el título universitario. *

En 1945, el presidente de la República Manuel Ávila Camacho establece la obligatoriedad del servicio social al promulgar la Ley Reglamentaria de los Artículos 4° y 5° constitucionales.*

Meses antes de finalizar mi internado, tuve la oportunidad de platicar con varios compañeros que se encontraban realizando su servicio social, y entre todas las unidades médicas que mencionaron, hubo una de ellas que me llamó la atención. Era el Hospital de Sisoguichi, el cual estaba ubicado en el municipio de Bocoyna en plena sierra tarahumara, donde, además, contaban con dos lugares para pasantes de medicina. Lamentablemente, casi al final del internado cancelaron una de las plazas para el servicio social, y solo mi buen amigo Chacho pudo seleccionar dicha comunidad. Que sea dicho de paso, en mi primer período vacacional durante esta etapa, tuve la oportunidad de visitar el hospital de Sisoguichi, quedando con un grato sabor de boca de dicha experiencia.

* UNAM. Facultad de Medicina. Coordinación del Servicio Social:
http://www.facmed.unam.mx/sg/css/documentos_pdf/El%20Servicio%20Social%20Medico.pdf

Pude corroborar que existen personas verdaderamente comprometidas en ayudar al que menos tiene, sin importarles condición social, cultural, racial, económica o de cualquier otra índole.

Después de evaluar las diferentes comunidades que quedaban disponibles, finalmente me decidí por una población a 35 kilómetros de la capital del estado. Era una pequeña clínica de lo que en aquel tiempo se llamaba IMSS-Solidaridad (conocido como IMSS-Coplamar de 1979 a 1983 y desde el 2002 a la fecha, se le conoce como IMSS-Oportunidades), la cual se encontraba dentro de las instalaciones de la que en su momento se llamara Compañía Nacional de Subsistencias Populares (CONASUPO), empresa paraestatal extinguida bajo decreto el 24 de mayo de 1999.

Mas que una clínica, realmente era solo un consultorio, cuyas instalaciones estaban conformadas por una pequeña sala de espera, una diminuta farmacia, el área de valoración médica y el dormitorio y baño del médico. Contiguo a estas instalaciones, se encontraba una habitación, la cual fungía como almacén.

Contaba con el apoyo de dos auxiliares de enfermería, quienes eran hermanas y formaban parte del personal de base de la institución. Una de ellas me apoyaba de lunes a viernes durante la jornada matutina y vespertina, y la otra los fines de semana. Así mismo, cuando acudíamos a actividades de campo en otras comunidades, contaba con el apoyo de ambas.

Una vez al mes acudía a cada una de las comunidades subsede a ofrecer platicas de educación en salud, vacunar a menores de 5 años y dar consultas a pesar de los escasos recursos tanto de equipo médico como de medicamentos.

Pero no me podía quedar cruzado de brazos y esperar a que milagrosamente, un día se cubrieran tales necesidades, mucho menos conociendo las prioridades de algunos gobiernos, que obviamente, no son los asuntos relacionados con la salud de las comunidades. Entonces, ¡manos a la obra! Hablé con mis enfermeras y la responsable del Comité de la Clínica y les propuse llevar a cabo un sorteo para poder comprar, entre otras cosas, un estuche de diagnóstico, instrumental básico para cirugía menor, una lavadora y un calentón.

En aquella época, apenas se estaban comercializando los equipos satelitales para televisión, aquellos que requerían de una gran antena parabólica, por lo que dicho producto era el motivo ideal para asegurar la venta total de los boletos del sorteo. Personal médico y de enfermería, así como miembros del comité y familias usuarias de los servicios de la clínica, logramos vender casi el 100% de los boletos del sorteo y dadas las ganancias de este, pudimos adquirir el equipo médico, la lavadora y el calentón necesarios para ofrecer un mejor servicio a nuestros pacientes.

De igual forma, a través de gestiones realizadas en la presidencia municipal, logramos conseguir el material necesario para construir las letrinas en los 35 hogares que no contaban con ese servicio.

Así mismo, pudimos obtener el apoyo desinteresado de un grupo de agrónomos de la Secretaría de Agricultura y Ganadería, quienes capacitaron a los pobladores de las 4 comunidades, en la creación y mantenimiento de "Huertos familiares", con el objetivo de que las familias involucradas, fueran las generadoras de sus propias hortalizas, mejorando con ello, sus condiciones de vida, e incorporándolas en la cotidianidad de una alimentación sana y balanceada.

Un requisito de la responsabilidad adquirida en la clínica era permanecer las 24 horas del día de lunes a viernes y los sábados durante la mañana, por lo que tenía oportunidad de visitar a mi familia y amigos el resto del fin de semana.

A escasos tres o cuatro meses de terminar mi servicio social, la bomba de agua de la clínica se averió y tuvo que ser enviada a reparación y, dada la falta del vital líquido, el supervisor médico de la clínica me autorizó a que viajará diariamente de mi casa a la clínica y viceversa. Dado que yo no contaba con un vehículo propio para trasladarme, tenía que hacer uso del transporte público, lo cual se tornó francamente cansado. Para mi fortuna, un día escuché a mi cuñado comentar que un compañero médico de su trabajo estaba por vender un carro a buen precio, ya que cambiaría su lugar de residencia y no podría llevárselo a su destino. Ni tarde ni perezoso, le pedí a mi cuñado que fuéramos a hablar con él para ver si podía adaptarse a mi presupuesto y por ende quedarme con su vehículo. Cabe resaltar que la retribución económica que yo recibía durante mi servicio social ascendía a la gloriosa cantidad de 500 pesos al mes y los alimentos eran proporcionados gratuitamente por los dueños del restaurant del pueblo.

Pues bien, después de una breve charla y a través de un plan de financiamiento con fáciles y olvidadizos abonos, firmamos el acuerdo. Yo tendría que pagarle 10 pagos mensuales de 150 pesos. Confiando en mi honorabilidad, el compañero médico me endoso los documentos del vehículo para que pudiera llevar a cabo los trámites del cambio de propietario.

¡No podía creerlo! ¡Mi primer automóvil! Un soñado Volkswagen sedán 1972, con tapicería francamente desgastada, una aleta de vidrio quebrada, con una coraza delantera chocada, pintura de la carrocería con huellas de quemaduras solares y algunas áreas corroídas, además de unas llantas completamente desgastadas, entre otros pequeños y grandes detalles más. Pero al final de todo, esa pieza de colección era mía. Sobra decirles que le dediqué más que suficiente tiempo, dinero y esfuerzo para restaurar mi tan preciada obra de arte.

Durante ese tiempo, tuve la oportunidad de apoyar a un compañero pasante que se encontraba en la clínica más cercana a mi comunidad. Dadas las características de los hospitales donde cada uno de nosotros realizamos el internado de pregrado, tuvimos diferentes oportunidades de atender un parto. Él, en una clínica particular, no atendió más de 10 alumbramientos, y en cambio yo, después de rotar en dos ocasiones por el servicio de tococirugía, tuve la posibilidad de participar directamente en la atención de casi 190 nacimientos (187 para ser exactos). Fue por ello por lo que, a través del radio de microondas con el que contaba cada clínica, él solicitaba mis servicios de obstetricia y pediatría, por lo que yo me trasladaba a su clínica, la cual se encontraba a escasos 12.5 km de distancia. Dicha situación me beneficiaba económicamente, ya que el formato de la clínica donde él estaba adscrito, si le permitía cobros por los servicios ofrecidos, así que yo recibía parte de la remuneración que mi colega percibía.

Y hablando de remuneración económica, muchos de los pasantes (fuera del sistema IMSS-Solidaridad), también cobraban por cada atención médica que realizaban, a tal grado, de que algunos de ellos francamente abusaban al cobrar; ya que los pagos de los pacientes solo debían representar una cuota de recuperación. Recuerdo que un compañero de nuestra generación estuvo a punto de ser dado de baja del servicio social, debido a los excesivos cobros que solicitaba, en el afán de pagar las mensualidades de su recién adquirida y nueva camioneta, según lo expresaba él mismo a los pacientes.

Diez y seis años antes de que yo llegara, la clínica fue atendida solo por pasantes de medicina del sexo femenino. ¿Y qué importancia tiene este dato? Pues a referencia de mis enfermeras, que ya tenían laborando ahí poco más de una década, nunca habían visto tal flujo de mujeres asistiendo a consulta médica. Lo cual, en mis reportes mensuales, no solo se pudo observar el incremento en el número de consultas, consecuentemente, también pudimos aumentar el número de niños menores de 5 años vacunados, así como la cantidad de pláticas destinadas a la Educación en Salud de la población, entre otras acciones prioritarias.

Entre consultas, campañas de vacunación, atención esporádica de algún parto, suturas de pequeñas heridas, consejería, gestión de recursos, además de piropos, propuestas de noviazgo o de matrimonio de algunas damas que habitaban en mi universo de trabajo (modesto el chamaco), finalmente terminaron los 365 días, es decir, 8760 horas de mi servicio social.

En espera del Examen Nacional de Residencias

Durante mi servicio social, tuve a bien prepararme para presentar el Examen Nacional de Residencias Médicas (ENARM), con la finalidad de realizar una especialidad en pediatría y, como segunda opción, ginecología y obstetricia.

En tanto llegaba la fecha del examen y en su caso, de aprobarlo, también la fecha de inicio de la residencia; junto con otros compañeros de generación, comencé a trabajar en un sanatorio privado de la ciudad, donde hacíamos prácticamente funciones de médicos residentes, con actividades en el turno matutino y guardias de 24 horas cada tres días.

Aunque el salario no era el más adecuado, al menos teníamos la oportunidad de mantenernos activos en la práctica hospitalaria y recordar algunos conocimientos que quedaron guardados durante el año del servicio social. Por otro lado, fue la primera ocasión en que tuve contacto con la práctica médica privada.

Como médico recién egresado, yo esperaba encontrarme con colegas con real vocación de servicio, pero en la práctica privada, sobre todo en las instituciones hospitalarias de esta naturaleza, es más importante recabar dinero que ayudar al prójimo. Y vaya que en la papelería de dicho nosocomio se podía observar la frase: "En Dios confiamos", frase presente en algunos versículos bíblicos. Y es que cuando uno hace alusión al nombre de Dios, es porque esto implica bondad, humildad, amor al prójimo, ayudar sin esperar nada a cambio. Entiendo que los médicos y quienes se dedican al negocio de la medicina a través de sus clínicas y hospitales tienen que llevar el sustento a sus familias, pero eso no implica que se abuse de los pacientes y sus familias a través de insultantes cobros que muchas veces dejan sin patrimonio al enfermo y sus parientes, ni tampoco es una condición que evite poder ayudar al que menos o nada tiene.

Y es que, durante mi paso por este sanatorio, presencié algunos ejemplos de abuso y prepotencia, que no son dignos de seguir, pero sí merecen ser contados.

En una ocasión, llegó un hombre con su esposa, quien acababa de tener su alumbramiento en el vehículo particular donde ella era trasladada al hospital. Era su segundo o tercer embarazo y el trabajo de parto fue de menos a más en forma por demás rápida, como habitualmente sucede con la mayoría de las mujeres multíparas (múltiples partos), lo cual no les dio tiempo de llegar al hospital antes de que el niño naciera. No hubo ninguna complicación o incidente que lamentar durante el nacimiento, incluso, la placenta también fue expulsada después de la salida del recién nacido, por lo que, solo hubo que colocar al bebé en una incubadora para mantenerlo a temperatura adecuada y solo unos minutos requirió de oxígeno. A la mamá del pequeñito, solo hubo que vigilarla y colocarle un suero intravenoso para mantener una vía vascular periférica para ser utilizada solo en el caso de ser requerida la aplicación de algún medicamento u otra solución. Dadas las excelentes condiciones de mamá e hijo, fueron egresados a las 24 horas de su llegada.

Mi compañero y yo realizábamos la visita médica matutina, cuando de pronto se nos acerca el marido de la paciente, quien nos pide que consideremos disminuir un poco la cuenta, ya que su mujer no dio a luz en el hospital y en el cobro se incluía tanto el uso de la sala de partos (área donde nunca ingreso la paciente) y los honorarios de los médicos tratantes, donde se mencionaba el nombre de nosotros, incluso, nos pidió que al menos le diéramos oportunidad de pagar nuestros honorarios en parcialidades, a lo que respondimos que nosotros no cobrábamos honorarios, que solo recibíamos un sueldo por ser trabajadores del hospital y que, además, ninguno de nosotros participó directamente en la atención de la paciente ni de su recién nacido. Obviamente que el señor fue a reclamar tales excesos a la administradora, quien finalmente llegó a un acuerdo con él; sin embargo, nosotros fuimos motivo de una llamada de atención por haber sido transparentes con la información ofrecida.

En otra ocasión, la esposa de un paciente de la tercera edad, cuya cirugía de apendicitis se complicó con una infección intrahospitalaria, nos abordó para preguntarnos a quien debería de entregarle el título de propiedad de su rancho, ya que la administradora le dijo que para garantizar el pago de honorarios médicos y de la cuenta de casi cuatro semanas de hospital, dichos documentos servirían como respaldo del adeudo y se les regresarían en cuanto pagaran la cuenta, pero de no hacerlo, su propiedad podría pasar a manos del nosocomio.

Uno de los más lamentables hechos que me ha tocado presenciar en mi vida como profesional de la medicina, es el que a continuación les relataré: nos encontrábamos de guardia nocturna en el sanatorio, cuando nos avisan que a la sala de urgencias llegó un joven vaquero que recién tuvo un accidente al estar montando un toro. Era la temporada de la feria del ganado en la capital del estado, y fue precisamente ahí donde sucedió el percance. El joven era acompañado por su señora madre, quien desde que llegaron le comentó al médico responsable de urgencias que no contaban con los recursos para pagar la atención en dicho hospital, a lo que nuestro colega le respondió que en ese momento lo más importante era valorar a su hijo y en base a ello tomar las decisiones correspondientes. El joven fue llevado a sala de rayos x, donde se le tomó la radiografía del antebrazo afectado, misma que mostró una fractura del radio, no desplazada y además bien alineada, por lo que el médico titular de urgencias le comentó a la angustiada madre que de acuerdo a las características de la fractura, ahí mismo se podría realizar la colocación del yeso, por lo que le pidió que no se preocupara, ya que nosotros contábamos con el material necesario y que no le costaría nada; además, su hijo se pondría bien después de usar 3 a 4 semanas el aparato de yeso. El médico urgenciólogo llevó a cabo el procedimiento y antes de retirarse, la madre del joven jinete le ofreció 50 pesos, le dijo que era con lo único que contaba y le pidió que los aceptara, que al menos con eso podríamos tomar un refresco durante la guardia. Obviamente nuestro colega se negó a aceptarlo, pero ante la insistencia y los argumentos de agradecimiento de la madre, finalmente los aceptó y los dejó dentro del cajón del escritorio.

Minutos después de que la madre y el joven abandonaran el servicio de urgencias, se presentó uno de los ortopedistas del sanatorio, quien se acercó al médico de urgencias y en tono de reclamo le dijo:

—¿Por qué estas robándote a mis pacientes?

—¿Cuáles pacientes? —respondió el urgenciólogo.

—Al que acabas de colocarle el yeso —le gritó.

—Mira, en primer lugar, no era tu paciente ya que ni siquiera estas de guardia y nosotros en ningún momento le hablamos a otro ortopedista puesto que la madre no contaba con los recursos para pagar tal atención —dijo en tono sereno—. Por otro lado, la fractura no estaba cabalgada y además estaba bien alineada, por lo que yo como urgenciólogo también tengo la capacidad de resolver el problema.

—Pero yo me enteré de que la señora les pagó honorarios, y a eso, se le llama robar, ya que te insisto, ese era mi paciente.

—Si lo que te preocupan son los 50 pesos que la señora amablemente nos ofreció para refrescos a pesar de habernos negado a recibirlos, aquí los tienes —y el urgenciólogo sacó el billete del cajón y lo puso sobre el escritorio.

Como ustedes lo están imaginando, el ortopedista, ¡tomó el billete y lo colocó en el bolsillo de su pantalón! Dejando el consultorio, no sin antes amenazarnos de reportarnos ante la administradora del sanatorio. Vaya ejemplo de ambición y falta de ética profesional.

Llegó el día del ENARM y junto con otros compañeros de generación, nos trasladamos a la ciudad de Torreón, Coahuila, la sede más cercana a nuestra ciudad para presentarlo.

El examen era tan amplio que se tenía que aplicar en dos etapas, cada una de ellas en diferente día durante la mañana. Después de presentar la primera fase, aprovechamos la tarde para conocer un poco la ciudad. Al momento de llegar al hotel, se acercaron a nosotros dos individuos, quienes nos ofrecieron en venta la segunda parte del ENARM; sin embargo, además de no contar con la cantidad solicitada, definitivamente no nos arriesgaríamos a perder la oportunidad de realizar una especialidad, cometiendo semejante tontería.

Al día siguiente, nos presentamos puntualmente a continuar con la segunda fase del examen; sin embargo, se nos informó que iniciaríamos más tarde, incluso que podría llevarse a cabo hasta el día siguiente, dado que los responsables del evento fueron informados del robo del examen y del ofrecimiento en venta de éste entre los aspirantes. Por lo que enviarían de la ciudad de México, una versión diferente de la segunda parte de la evaluación. Así que tuvimos que esperar casi 5 horas para reanudar la prueba y, por ende, terminamos ya avanzada la tarde.

Luego de regresar a casa y continuar trabajando durante un mes en el sanatorio, se publicaron los resultados de médicos aceptados para realizar la especialidad. Volví a revivir la sensación de duda y temor que cuando fui aceptado en la facultad de medicina. La ola de emociones fue exactamente igual. Cuando visualicé mi nombre en la lista de aceptados en la especialidad de pediatría no pude evitar la explosión de algarabía y satisfacción. Fue como regresar al pasado, como si repitieran la misma película al ver la emoción de mi madre al enterarse de mi logro y, de nuevo, recibir el cálido abrazo de mi padre, satisfecho del deber cumplido.

El siguiente paso fue acudir a la ciudad de México por la constancia de aprobación del ENARM, la cual nos fue entregada en el Palacio de los Deportes de aquella metrópoli. Después de ello, en la misma capital del país, acudimos a las instituciones de salud donde pretendíamos llevar a cabo la especialidad, con la finalidad entregar los documentos requisitados.

Dos meses después de entregados los documentos, recibí una llamada telefónica de la Subdirección de Enseñanza de la Secretaría de Salud, donde previamente solicité mi plaza de la especialidad, y mi interlocutora me informaba que fui aceptado para realizar la residencia en el Hospital Infantil. Un logro más en mi carrera de medicina...

La residencia en pediatría

Faltaban aún dos meses para iniciar mi especialidad en pediatría y acudí al Hospital Infantil para solicitar mi ingreso en ese momento, sobre todo con la finalidad de conocer al personal y los procesos de dicho nosocomio pediátrico, para que, iniciada oficialmente mi residencia, ya estuviera adaptado a la vida cotidiana de la institución, además del conocimiento que obtendría en dicho período.

Fui recibido por el jefe de enseñanza, quien amablemente aceptó que me incorporara con dos meses de antelación, aclarándome, por supuesto, que durante dicho tiempo no recibiría ninguna retribución económica, a lo cual yo respondí que estaba consciente de tal condición desde que decidí hacer mi petición. Sea dicho de paso, el entonces responsable del departamento de enseñanza era un hábil cirujano pediatra, pero, sobre todo, un excelente clínico de la pediatría.

Probablemente la primera impresión que tuve del Hospital Infantil fue en base a las condiciones del edificio. Una construcción arcaica y de dimensiones pequeñas, siendo el único hospital pediátrico en el estado, pero con gran volumen de pacientes a los que habitualmente ofrecía sus servicios. La puerta de la entrada principal estaba hecha de hierro forjado y a un lado de ésta, se podía observar un jardín no muy bien cuidado, con escasas flores y algunos árboles. Frente a dicha área se encontraba una puerta de madera de color blanco, la cual daba directamente a la cafetería del hospital. Al pasar la entrada principal, se podía ver otra puerta de madera grande y hermosa, con detalles en bajo relieve. Al pasar dicho acceso, al fondo se podía observar una inutilizada chimenea, donde justo encima de ella, se encontraba una placa alusiva a la inauguración original del nosocomio. El techo y las paredes eran también de madera, probablemente de nogal, dado el color oscuro y la dureza del material. En las paredes también se podían observar figuras en alto y bajo relieve que hacían alusión a varios cuentos clásicos para niños. No cabe duda, un bello trabajo artesanal del pórtico, el cual, años después, se convertiría en la sala principal de juntas.

Dicha entrada tenía a los extremos dos salidas, las cuales daban al pasillo principal de hospital; un largo pasadizo de pisos y paredes tapizados con azulejo oscuro, material que, al parecer, fue donado por una empresa local, líder en el ramo de pisos y baldosas. Por las noches, no cualquiera se atrevía a cruzarlo, y mucho menos ante la posibilidad de toparse con una rata gigante, mote que se le daba a los "tlacuaches" que habitaban en el sótano del hospital y que algunas veces, durante la guardia nocturna, decidían hacerle compañía al personal.

A través de dicho pasillo se podía acceder a las diferentes salas de hospitalización. A la derecha del pórtico, la primera puerta a la izquierda era el acceso interno a la cafetería; al fondo del pasillo, se encontraba la sala de cirugía y ortopedia y a mano derecha de dicha área, se encontraba otro pequeño pasillo, el cual llevaba a la sala de infecciosos y al fondo del corredor se encontraba un pequeño laboratorio y la puerta de salida al patio. Justo enfrente del pórtico se encontraba la entrada al quirófano, flanqueado por una rudimentaria terapia intensiva pediátrica y por la central de equipos y esterilización (CEYE). Hacia la izquierda del pasillo, la primera puerta a la izquierda era el área de rayos x, seguida por la sala de lactantes y, unos pasos adelante, se encontraba un pequeño corredor, el cual comunicaba a la cocina-comedor y al departamento de enseñanza, el que, a su vez, comunicaba con el pequeño auditorio y las habitaciones de los médicos residentes que vivían en el hospital. Del lado derecho del pasillo, justo al salir del pórtico, se encontraba la pequeña sala de rehabilitación; unos metros adelante, se encontraba el área de reposo de los médicos de guardia, a través del cual también se podía acceder a un pequeño patio, mismo que comunicaba hacia la zona de consultorios. Al fondo del pasillo se localizaba la sala de medicina interna y dentro de la misma, un ínfimo espacio dedicado improvisadamente a la atención de los recién nacidos. A un lado de esta sala, se hallaba un pasaje que comunicaba los pasillos de hospitalización y de consulta externa, donde se hallaba la caja y el área de aplicación de la quimioterapia ambulatoria.

Seguramente faltaran muchos detalles en tan limitada descripción, pero son los recuerdos que mi memoria atrapó celosamente de la estructura arquitectónica del aquel entonces querido Hospital Infantil, el cual, inicialmente entró en funciones en 1949, mismo que fue construido en un terreno donado por la familia Krakauer, dueños, si mis recuerdos no me traicionan, de una ferretería que se encontraba ubicada en la avenida Venustiano Carranza y a unos pasos de la calle Juárez, a un lado y frente a los entonces Hoteles Avenida y Apolo respectivamente.

Durante esos dos meses, solo asistía por las mañanas al hospital y, por las tardes, con la finalidad de percibir algún recurso económico, acudía al sanatorio, donde además hacía algunas guardias nocturnas.

El primero de marzo inicié oficialmente mi residencia en la especialidad de pediatría y fue el área de infecciosos donde comencé mi primera rotación mensual. Fue ahí donde conocí al primero de mis grandes referentes del bien combinar el humanismo, con la ética y el profesionalismo, el reconocido médico Don Carlos, pediatra infectólogo de gran prestigio internacional. Fue también donde nació mi pasión por la infectología pediátrica. Y donde, a petición y sugerencia de mi maestro Don Carlos, inicié la investigación y aprendizaje de la tuberculosis, con el objetivo de desarrollar mi tesis de la especialidad en dicha patología y específicamente, en la población rarámuri, grupo étnico muy vulnerable a presentar esta enfermedad.

Después de 20 meses de haber finalizado mi internado de pregrado y sin contacto con la práctica hospitalaria pediátrica, los dos meses previos al inicio oficial de mi especialidad, fueron de gran ayuda para introducirme de nuevo al mundo de la pediatría. Recuerdo que, durante mi primer guardia, fui llamado a la terapia intensiva pediátrica para valorar a un pequeñito que ingresó con diagnóstico de choque hipovolémico por gastroenteritis. Isabel, la enfermera a cargo del servicio, experta en la terapia intensiva y conociendo mi condición de residente recién llegado, me sugería, sutilmente, el manejo correcto de líquidos en el paciente, y sin dudarlo, yo avalaba tales indicaciones, haciéndome sentir que yo, como responsable del paciente, era quien dirigía la modificación y establecimiento de la terapéutica adecuada. De hecho, fue precisamente del personal de enfermería, de quienes aprendí la gran mayoría de los procedimientos médicos: venopunciones para análisis de laboratorio; colocación de vías intravenosas para aplicación de medicamentos; gasometrías arteriales; instalación de sondas orogástricas, nasogástricas y urinarias; retiro de yesos, curaciones y cambio de apósitos, entre muchos otros.

Fuimos 5 médicos quienes llegamos ese año para realizar la residencia en pediatría: Teresa, de Toluca, estado de México; Salvador (Chava) de Tampico, Tamaulipas; Salvador de ciudad Juárez, Chihuahua; y Luis y yo de Chihuahua, Chihuahua.

A pesar de ser egresados de diferentes universidades y ser originarios de diversos estados de la república, logramos conformar un grupo de médicos solidarios, que siempre estuvimos dispuestos a apoyarnos unos a otros, incluso, en muchas ocasiones nos quedamos fuera de horario para colaborar con los compañeros que se quedaban de guardia. Cabe mencionar que, en aquella época, el Hospital Infantil solo era subsede de la especialidad de pediatría, razón por la cual, solo había residentes de primer año, ya que el segundo y tercer año se cursaban en el Hospital Infantil de México. Teníamos una guardia por dos días de descanso (se clasificaban como ABC) y en una de ellas, solo se contaba con un médico residente, por lo que habitualmente las jornadas se tornaban muy pesadas, y era precisamente en esos momentos, en que nos apoyábamos mutuamente.

El conocimiento fue de menos a más, aunque siempre teníamos la sensación de que no avanzábamos en el aprendizaje de la pediatría; sin embargo, al evaluarnos unos a los otros, nos dábamos cuenta de que apenas pasado el primer mes, ya éramos capaces de calcular líquidos, electrólitos, calorías y hasta preparar nutriciones parenterales; además de tener a la orden del día las dosificaciones de antibióticos y algunos medicamentos de uso cotidiano, entre otros datos importantes.

Vale la pena mencionar que, en esa época, no se contaba con una campana de flujo laminar, por lo que las nutriciones parenterales teníamos que prepararlas en el quirófano, la única zona con el mayor índice de esterilización del hospital; incluso, los frascos que contenían los elementos de la nutrición, había que dejarlos en solución de yodo, varias horas antes de realizar el procedimiento, con la finalidad de que estuvieran esterilizadas antes de introducirlas al quirófano; obviamente, quienes hacíamos las preparaciones, teníamos que vestir con indumentaria quirúrgica. Ya se podrán imaginar que no era muy grato ser el responsable de dicha elaboración, puesto que siempre nos llevaba varias horas hacerlo, incluso cuando solo era un paciente quien la requería. A pesar del cansancio físico y mental, derivado de prolongadas jornadas de trabajo, aunado al escaso número de médicos residentes y sustancial cantidad de pacientes que atender, nuestro objetivo primordial, siempre fue resarcir la salud de nuestros pequeños pacientes, incluso por encima de las oportunidades de descansar o hacer una vida social.

El personal médico y de enfermería del Honorable Hospital Infantil, además de regalarnos el conocimiento de la pediatría a manos llenas, nos mostraron la hermosa cara del humanismo, pero también nos demostraron que, si bien es cierto, los medicamentos son importantes para la recuperación de los "chaparritos", el trato digno, respetuoso y colmado de amor, son elementos clave de toda receta médica, es la médula espinal de su recuperación física y mental. También aprendimos que la mejor recompensa para nosotros era disfrutar el brillo de sus sonrisas, regalándonos con ellas, un silencioso pero gratificante agradecimiento. Además de los múltiples pasteles, galletas, postres, tamales, entre otras delicias culinarias que recibíamos de ellos y de sus familias.

Y hablando de gastronomía, los alimentos que el personal de cocina del hospital preparaba, eran una verdadera fiesta al paladar. Como olvidar los exquisitos panqueques recién salidos del horno y esas adictivas tortillas de harina, acompañadas de frijoles refritos artísticamente gratinados con queso orgullosamente chihuahuense. No por nada, a pesar de las duras jornadas laborales, en lugar de haber perdido peso, algunos de nosotros ganamos algunos kilos y en el mejor de los casos, otros conservaron su pesaje inicial.

Y no solo nosotros disfrutábamos de tan suculentos platillos, los pequeños pacientes también lo hacían. Recuerdo que, en mi primer año de la especialidad, llegó una paciente de la etnia tarahumara llamada "Viridiana", una pequeñita de 10 años, pero de escasos 15 kilogramos de peso, con diagnóstico de Tuberculosis Meníngea y, obviamente, desnutrición severa. Después de un par de meses de estar hospitalizada y de haber recuperado sustancialmente su peso, Viridiana ya había perdido el gusto por los alimentos que habitualmente comía en su lugar de origen: frijoles, tortillas de maíz, chile y pinole. Un día le dejaron de comida solo frijoles y sopa, y ella se quedó muy seria con cara de molestia.

—¿Qué te pasa Viridiana? —preguntó la enfermera.

Y sin dudarlo, Viridiana respondió:

—Es que no quiere "fijoles", quiere "cane".

La hermosa Viridiana ya le había tomado el gusto a la carne, razón por la cual ya rechazaba el frijol, principal referente en nuestro medio de la familia de las fabáceas o leguminosas.

Esta situación pudiera llenar de algarabía a muchos, incluso, pudiera considerarse un triunfo de la medicina el que Viridiana hubiera ampliado el menú de sus previos y rudimentarios hábitos dietéticos. Pero para otros, esta situación se tornaba preocupante, ya que al regresar a su hábitat, en la sierra tarahumara, la pequeñita entraría en una disrupción emocional y fisiológica, al despertar de ese sueño vivido en la realidad, en el que durante su estancia hospitalaria, nunca se preocupó por lo que habría de comer y mucho menos se esforzó para conseguir el alimento; tendría que regresar a su triste y crudo entorno, donde los recursos apenas alcanzan para sobrevivir y donde las promesas gubernamentales de desarrollo y crecimiento comunitarios están a la orden del día, pero de igual forma, donde estos compromisos cínicamente se rompen sin importar las consecuencias, incluso, subestimando la patología social que alguna vez envió a Viridiana a nuestro hospital.

Sin duda alguna, la enseñanza que recibimos en el campo de la pediatría fue muy amplia, de lo general a lo específico, de lo muy práctico a lo altamente especializado. A pesar de que en aquellos tiempos solo contábamos con un número escaso de subespecialistas de la pediatría, recibimos una preparación vasta y completa de parte de todos y cada uno de nuestros maestros pediatras. No se diga el aprendizaje que nos dispensaron nuestros pacientes; cada uno de ellos fue un capítulo que nos mostró los matices de la pediatría no publicados en los libros de texto. Y, por otro lado, aprendimos aspectos de la vida que acrecentaron nuestra sensibilidad al dolor humano; y no solo me refiero a la percepción sensorial del paciente, hablo de la injuria que implica también la patología de la pobreza: el abandono social, el maltrato infantil, la falta de oportunidades en lo académico y en lo laboral, la desintegración familiar, la tristeza, la depresión, la falta de valores, la sociedad en decadencia...

Tantas historias vividas, compartidas por nuestros pacientes y sus familias. Como olvidar aquel pequeñito con neumonía complicada por falta de atención oportuna, dada la ausencia de servicio médico y recursos monetarios de sus padres. O el temeroso Daniel, pacientito con Síndrome de Down, que en varias ocasiones ingresó al nosocomio, llevado por sus abuelos, ya que sus padres nunca aceptaron la condición patológica de su hijo, quienes, tratando de ahogar su pena en el alcohol, en varias ocasiones intentaron lanzarlo de un segundo piso, hasta que lamentablemente lograron su cometido y, a pesar del gran esfuerzo del personal médico y de enfermería, el hermoso "chaparrito" falleció de un trauma cerebral severo.

Cuantos momentos quedaron guardados en nuestras memorias. Muchas historias de éxito, de grandes satisfacciones por el deber cumplido. Mil y una sonrisas de gratitud recibidas, destellos de luz que nos estimularon a continuar con nuestra dedicación de luchar contra la muerte y la enfermedad. A pesar de los momentos de tristeza y decepción de haber perdido a algunos de nuestros pequeños pacientes, estaba prohibido claudicar. Sabíamos que después de tantas horas invertidas, ni el cansancio físico ni el mental eran motivo para dejar un solo momento a nuestros pacientes; los segundos valían oro en el reloj de vida de cada uno de ellos. En muchas ocasiones, a pesar de haber concluido con el horario laboral, preferíamos permanecer en el hospital para apoyar a los compañeros que se quedaban de guardia, en aras de resarcir la salud de nuestros pacientes.

Amar hasta que duela...

Porque si no, no es amor

Madre Teresa de Calcuta

Como olvidar al gran equipo del Hospital Infantil, seres humanos entregados a salvaguardar la integridad física y emocional de sus pacientes. Héroes anónimos que jamás dudaron en regalar amor además de los abnegados cuidados a cada personita a su cargo.

En la época de mi residencia en pediatría, había muchas carencias: hacían falta instrumental y equipo médico, medicamentos, recursos humanos y económicos, entre muchas otras. Pero esas penurias no eran motivo de desaliento del equipo de salud. Diariamente, nuestro personal suplía la escasez con muestras de amor y cariño para todos y cada uno de los pequeñitos hospitalizados.

Ya sea para alimentarlos, bañarlos, cambiar su pañal, limpiar el vómito y otros fluidos corporales; o bien, para aplicarles medicamentos o realizarles algún procedimiento, invariablemente se les explicaba lo que habría que hacer a favor de su recuperación, siempre mediante un trato digno y constantes muestras de afecto.

Por ser un hospital de concentración, permanentemente recibíamos pacientes con enfermedades ya muy avanzadas y con complicaciones severas, dado el retraso en su atención médica. Así mismo, con relativa frecuencia se hospitalizaban pacientes con enfermedades muy raras, mismas que requerían de evaluaciones médicas, exámenes y tratamientos altamente especializados, de los cuales, en muchas ocasiones no contábamos con ellos, mismos que se suplían con la entrega, el ingenio y deseo de servir de nuestros médicos y enfermeras.

Esta situación me recuerda el caso de Jorge, un pacientito con Parálisis Cerebral Infantil, quien aproximadamente a los 10 años, fue abandonado por su madre en el hospital. Desde entonces, y hasta la fecha, no existen en nuestro medio casas de cuidado para este tipo de pacientes, por lo que Jorge fue adoptado por el personal del hospital. El pronóstico de vida de estos pacientes que son cuidados en sus hogares no es muy alentador; sin embargo, Jorge vivió poco más de dos décadas en el hospital, gracias a la atención especializada, pero, sobre todo, gracias al amor de quienes estuvieron a su cargo.

En otra ocasión, un pequeñito de poco menos de un año y con diagnóstico de hidrocefalia también fue abandonado por sus padres. El pacientito tenía un importante crecimiento del diámetro de su cabeza, y dado lo avanzado de su enfermedad (debido a la omisión de atención médica por parte de sus padres), el pronóstico de vida era realmente muy pobre. Sin importar la condición médica, una compañera enfermera solicitó en adopción al pacientito, misma que le fue otorgada y, para fortuna del niño, los siguientes meses de su vida (antes de morir), recibió no solo los cuidados médicos adecuados, fue motivo de muestras de amor y afecto que solo una madre puede dar, y del cariño de todos los miembros de la familia de aquella altruista y abnegada enfermera.

Muchos pequeñitos abandonados en el Hospital Infantil eran entregados al cuidado de diversas Casas Hogar tanto públicas como privadas, siendo la mayoría de ellos adoptados sin importar su condición médica u origen étnico. Recuerdo que un par de hermanitos tarahumaras fueron acogidos por una pareja de españoles, quienes tiempo después, desde España nos hicieron llegar fotografías de su hermosa familia.

No cabe duda, tales historias de amor nos muestran que, a pesar de la constante pérdida de valores de la humanidad, aún existen seres humanos capaces de regalar amor incondicional y de cubrir las mínimas necesidades del prójimo que nada tiene. Ángeles que regalan al mundo entero una luz de esperanza, un palpable motivo para seguir luchando contra la patología social, condición que mantiene en la orfandad y en el hambre a millones de niños y ancianos en todos los rincones del mundo.

Ante la falta de familiares o amigos de los pacientes y ante la ausencia de apoyos gubernamentales o de la iniciativa privada, en repetidas ocasiones fuimos los integrantes del equipo de salud quienes acudíamos a donar sangre para cumplir con los tratamientos de los pequeñitos; y muchas otras veces, también nos dimos a la tarea de recabar recursos monetarios entre el personal de salud, ya sea para adquirir medicamentos de los pacientes, para ofrecer alimento a sus familiares o para el transporte de regreso a sus lugares de origen al ser dados de alta.

Tal fue el caso de una pequeñita de aproximadamente 12 años que acudió a consulta con uno de mis maestros. Al entrar el maestro al consultorio, estaba la pequeñita sola, por lo que le preguntó:

—¿Y tu mamá?

—Vine sola doctor —le contestó.

—Necesito que esté tu mamá contigo en la consulta, así que te espero mañana con ella por favor.

Al día siguiente la pequeñita se presentó, pero de nuevo sola, por lo que el maestro le preguntó:

—¿Qué pasó? ¿En qué quedamos? Deberías haber venido con tu madre.
—Pues si doctor, pero solo tenemos para pagar el camión de una de nosotras, o viene ella o vengo yo, además de que ya pagué dos veces el camión.

Apenado y con el corazón lastimado por la situación de su paciente, saco un par de billetes de su cartera y se los entregó a ella, para que, junto a su madre, acudieran al día siguiente a la consulta. Sabía que su acción no resolvería el problema económico de esa familia, pero al menos ayudaría para que pudieran acudir a esa y otras visitas médicas de control.

Tal vez para algunos, el trabajo y entrega de ese grupo de médicos y enfermeras fue mucho, y quizá para otros fue poco. Lo que si les puedo asegurar, es que cada uno de ellos entregó no solo su vida con la finalidad de resarcir la salud de sus pacientes, también le robaron tiempo y atención a sus seres amados; y todos, cada uno de ellos, sin esperar nada a cambio, incluso, a pesar de haberse perdido los mejores y más bellos momentos familiares.

Perseverar siempre, claudicar nunca

Mucho fue el conocimiento de la pediatría que compartieron nuestros maestros; y muchas las herramientas que nos regalaron para enfrentar tanto los retos médicos, como los obstáculos de la vida cotidiana.

Jamás vimos que alguno de ellos se rindiera ante los embates de las enfermedades de nuestros pacientes, ni mucho menos ante las rondas persistentes del espectro de la muerte.

Como no esforzarnos permanentemente con tan claras muestras de entrega y humanismo. Por otro lado, había un motivo mayúsculo para no ceder, para no darle tregua a las enfermedades: la lucha constante de los pequeños pacientes, con una actitud positivamente contagiosa, tan llenos de vida a pesar de su estado físico severamente menguado por sus enfermedades, con desalientos y esperanzas ante el deterioro y la mejora constantes y, muchas veces, con la responsabilidad de reconfortar a sus padres y hermanos, a su familia entera, motivándolos a vencer sus peores temores y a no concederle espacio a la tristeza ni al sufrimiento.

Para muchos, la temporada navideña es motivo de demostrar nuestros afectos con regalos, unos caros, y otros no tanto, pero la intención es convivir en casa con nuestros seres amados, distorsionando muchas veces el significado real de la navidad.

Para nuestros pequeños pacientes con algún tipo de cáncer, la navidad era motivo de ver deseos cumplidos, de estar sanos, de volver a casa, de sonreír, de amar...de vivir.

La pequeñita Marisol tenía hospitalizada poco menos de un mes, a sus 11 años, ya tenía un año y medio con diagnóstico de leucemia y siempre demostró gran fortaleza. Al igual que otros pacientes, era una pequeña gran guerrera, cuyo objetivo de vida, lamentablemente no era ir a la escuela o a convivir y a jugar con sus amiguitos, su meta primordial era vencer la enfermedad que la aquejaba. A diferencia de los niños que estaban en casa, el deseo de Marisol era pasar la navidad con sus papás y hermanos, pero ella estaba consciente de que al igual que el año previo, tendría que compartir esa época solo con su mamá, con otros pacientitos y con el personal del hospital. Pero para Marisol esa navidad era diferente, ella se sentía distinta y decidió escribir una carta para sus papás y sus hermanos, y otra más para el personal del hospital. Cuando terminó las misivas, solicito a los destinatarios que las leyeran hasta la Navidad. Lamentablemente, Marisol falleció en la tarde del 24 de diciembre. Cumpliendo sus deseos, la madre de Marisol leyó la carta:

"Mamita, quiero darte las gracias por haber sido la mejor mamá del mundo. Si un día papá Dios me lleva a su lado, no quiero que estés triste y tampoco que llores por mí. Yo estaré muy bien con Él. Cuando me vaya, abraza a mi papá y a mis hermanitos y dales un beso de mi parte. Diles que siempre estaré con ustedes, que desde el cielo yo los cuidaré. Dile a mi hermanito Paco que cuide a mi perico, que le siga enseñando a decir palabras, pero no groserías. Y a mi hermanita pueden darle mi cuarto y todas mis muñecas, se las regalo. Y la televisión y los rompecabezas, dáselos a mis amiguitos del hospital. Los quiero mucho mami".

Maravillosa muestra de valentía y fortaleza de quien está sufriendo una terrible enfermedad, una pequeñita que sin pausa lucha hasta el último momento, mostrándole su mejor cara a la vida y regalando siempre su mejor sonrisa; por eso, los que estamos a cargo de tratar su enfermedad, tampoco podemos ser condescendientes con la derrota, tenemos que luchar hombro con hombro, sin descanso, mostrándole a paciente y familia, que al igual que ellos, estamos en pie de guerra con el firme propósito de vencer la muerte.

Mario tenía 14 años, joven de la etnia tarahumara que llegó de la sierra por padecer tuberculosis miliar, enfermedad también conocida como consunción, por la forma en que progresivamente deteriora el estado físico de quien la padece y Mario, no era la excepción. Francamente desnutrido y con accesos de tos tan frecuentes que le condicionaban dificultad respiratoria, Mario, consciente de que médicos y enfermeras querían ayudarle, nunca se quejó de los procedimientos que le realizaban para evaluar su condición física y para tratar su padecimiento. Después de dos semanas de hospitalización, el equipo de especialistas concluyó que, dado el estado grave y avanzado de la enfermedad, el pronóstico de vida era muy pobre, las radiografías y la tomografía del tórax mostraban destrucción importante de ambos pulmones, por lo que, después de analizar aspectos éticos, decidieron enviarlo a casa a "bien morir" al lado de sus seres queridos. Mario fue enviado a su natal Rochéachi, acompañado de un tanque de oxígeno (además de los medicamentos antituberculosis) con la finalidad de alcanzar las altas concentraciones que él requería y como un paliativo hasta que llegara su posible y lamentable deceso.

Dos años después de que fue dado de alta, el papá de Mario llegó al hospital con el hijo menor, ingresado por presentar neumonía complicada. La pregunta era obligada —aunque con temor a incomodarlo–, conocer el desenlace de Mario. Cual fuera nuestra sorpresa, cuando el papá nos contestó sin vacilar:

–¡Mario vino con nosotros! –respondió–. Él está afuera, en el parque.

Y ni tardos ni perezosos, salimos a confirmar que era el mismísimo Mario que 24 meses atrás se le había pronosticado una muerte prematura.

Una vez más, vimos la fortaleza que solo una personita con deseos de vivir puede mostrar. Vimos a un joven aun excesivamente delgado y con dificultad respiratoria, pero lleno de vida, reflejo de su temerosa pero inocente sonrisa. Como no creer en los milagros, como no creer en el poder de nuestros pequeños guerreros, ese que solo el amor y la mano de Dios pueden lograr.

Ante la falta de equipo diagnóstico e insumos para ofrecer el tratamiento idóneo de nuestros pacientes, muchas veces nos vimos inmersos en frustración y desesperanza; pero como lo comenté en las líneas previas, nuestros maestros nunca se daban por vencidos y hasta cierto punto, también nos exigían una actitud positiva y propositiva, medida que finalmente impactó en nuestra formación dando sus frutos.

Era época de carencias, en la Unidad de Cuidados Intensivos Pediátricos (UCIP) solo contábamos con un ventilador mecánico y en deficientes condiciones, pero para nosotros era una herramienta de extrema ayuda para apoyar a los pequeñitos que requerían soporte ventilatorio. Lamentablemente, con relativa frecuencia teníamos más de un pacientito con necesidades de este tipo de apoyo, por lo que solo uno de ellos se beneficiaba de este instrumento. Pero la falta de este aparato nunca fue motivo de desaliento ni mucho menos de dejar de luchar para sacar adelante a nuestros pequeñitos. Entre médicos residentes y médicos internos de pregrado (MIP), ofrecíamos el respaldo ventilatorio mediante las bolsas mascarillas, a las cuales había que comprimir con las manos para generar la presión necesaria y que las concentraciones de oxígeno llegaran hasta los pulmones del paciente. Razón por la cual, y de forma alterna, cada médico del servicio y durante la guardia, daba las compresiones en la bolsa durante una hora. Sabíamos que, a diferencia del ventilador mecánico, con esta maniobra no generábamos una presión homogénea, pero ante la necesidad, con dicha medida logramos sacar adelante a un buen número de pacientes. Lo importante era perseverar a favor de nuestros "chaparritos".

Conformados como Comité de Médicos Residentes, y ante las carencias evidentes y la falta de apoyo de las autoridades gubernamentales, decidimos seguir el ejemplo de nuestros tutores y llevar a cabo una actividad para recabar fondos a favor de nuestro querido hospital, misma que nombramos "Kilometro del peso". La intención era obtener todo el dinero que se pudiera colocar precisamente en un kilómetro, longitud que establecimos en el pequeño parque frente al hospital. Además de esa actividad, y con el gran apoyo de todo el personal, también realizamos una cena-baile.

Con dichas actividades, pudimos proporcionar equipo médico básico prácticamente para todas las salas de hospitalización, como básculas, estetoscopios, baumanómetros (también conocidos como esfigmomanómetros), entre otros utensilios médicos, y hasta algunos medicamentos faltantes.

Como era de esperarse, ante la respuesta de la sociedad, la prensa se interesó en contar los sucesos. Por ser el presidente del Comité de Residentes, algunos tabloides solicitaron entrevistarme. Nunca me he caracterizado por ser muy diplomático y como tal, hablé con total transparencia, como me educaron mis padres, con la verdad en los labios. Conté sobre las carencias de equipo, de medicamentos y otros insumos, así como de la falta de personal y las deplorables condiciones de muchas áreas del hospital. No pasaron más de un par de días, cuando fui llamado a comparecer ante la responsable de la entonces llamada Secretaría de Fomento Social, institución de donde dependía el Hospital Infantil. Ella cuestionó mi intervención para obtener recursos y lo mencionado a los reporteros, sobre todo por no contar previamente con su anuencia. Afortunadamente fue solo una llamada de atención y, por otro lado, tuvo la cordialidad de informarme que, junto al director en turno del Hospital Infantil, luego de arduo trabajo y gestión de recursos, ya estaban a punto de iniciar la remodelación del hospital y la adquisición de equipo médico de vanguardia, así como el otorgamiento de plazas para contratar un mayor número de médicos y enfermeras.

En esa misma época, se gestó una Asamblea Nacional de Residentes, cuyo objetivo era lograr mejoras, primordialmente en las becas económicas destinadas a los médicos becarios. Sin embargo, a dicho pliego petitorio se anexaron otras demandas. Curiosamente, mientras los hospitales de provincia, entre otros, como el nuestro, solicitábamos básculas, estetoscopios, medicamentos y otros insumos básicos, los residentes de algunos de los grandes institutos y hospitales representativos de la pediatría en México, tenían absurdas pretensiones, pedían cancha de tenis, alberca y gimnasio entre otros lujos que nosotros no nos podíamos dar, ya que los pacientes eran más importantes que nuestro propio bienestar. Finalmente, logramos que se incrementaran los montos de las becas económicas, la calidad de los uniformes y zapatos que se nos proporcionaban durante la residencia, entre otras peticiones menores. Cabe resaltar que durante el tiempo que duró la Asamblea Permanente, fueron nuestros maestros quienes, apoyándonos incondicionalmente, se hicieron cargo de nuestras responsabilidades en el hospital. ¡Vaya ejemplo de solidaridad y humanismo!

Compás de espera

En la época en que inicié mi residencia en pediatría, el Hospital Infantil solo era considerado subsede, por lo que los residentes solo realizábamos nuestro primer año ahí y los últimos dos años de la especialidad los llevábamos a cabo en el Hospital Infantil de la ciudad de México.

Sin embargo, un par de meses antes de terminar nuestro primer año se nos informa que por motivos del aval universitario los últimos dos años de la especialidad ya no se realizarían en la ciudad de México, por lo que nos ofrecieron otras alternativas, una de ellas, el Hospital Infantil del Estado de Sonora (HIES), donde 4 de los 5 residentes decidimos continuar en dicho hospital.

Llegamos a Hermosillo a finales del mes de febrero para integrarnos al equipo de residentes de dicho nosocomio. Se nos comentó que por motivos administrativos nuestra beca económica se nos entregaría hasta finales del mes de marzo, así que programamos nuestros gastos con relación a dicha fecha.

Dos de nosotros fuimos designados al área de la Unidad de Cuidados Intensivos Neonatales (UCIN), otro al servicio de infectología y uno más al servicio de urgencias.

El hospital era sustancialmente más grande que la unidad médica de donde nosotros veníamos, tanto en el tamaño del inmueble como en el número de camas de hospitalización y médicos residentes.

Nos designaron una habitación en el sexto piso, donde se encontraba la residencia para médicos foráneos, dicho dormitorio estaba justo en una de las esquinas del edificio, así que durante todo el día los rayos del astro rey abrazaban dicha área. Y comento esto porque las temperaturas en aquella región habitualmente superan los 40ºC, por lo que no era fácil convivir con dicho clima, sobre todo de noche, aunque dadas las características laborales, el cansancio siempre fue nuestro mejor aliado para caer en brazos de Morfeo.

Mi rotación por UCIN definitivamente fue muy interesante y de mucho aprendizaje. Había un promedio de 25 pacientes y el equipo de médicos residentes en este departamento contaba con 2 médicos de primer año, dos de segundo año y dos de tercer año. Aun cuando el horario oficial de entrada era a las 7 de la mañana, los residentes de primer año llegaban entre 5 y 6 de la mañana (algunos incluso antes), ya que debían contar con las notas de indicaciones de todos los pacientes al momento que pasábamos visita con los médicos adscritos al servicio. Así que los médicos residentes de segundo año teníamos que llegar también a dicha hora, con la finalidad de supervisar las notas médicas, y en su caso, corregir los posibles errores u omisiones encontrados.

El pase de visita con los médicos adscritos era muy didáctico, en cada paciente teníamos la posibilidad de discutir y aprender diversas patologías. Claro que había que preparar los temas un día antes y mostrar nuestro conocimiento. Ellos siempre manifestaron interés y pasión por la enseñanza, aunque nunca permitieron que la disciplina se relajara, ya que de nuestra responsabilidad y monitoreo continuo dependía la recuperación de los pequeños recién nacidos.

Desde que llegamos, algunos de los residentes del HIES tenían una conducta hostil hacia nosotros, tal vez fue porque fuimos los nuevos o porque habitualmente los residentes de primer año tenían mayor acercamiento hacia nosotros para el aprendizaje. No es muy cómodo hacer comparaciones, pero siendo muy objetivo y franco, la enseñanza que recibimos y las habilidades adquiridas en nuestro primer año de la especialidad, definitivamente eran superiores a las de nuestros pares en el HIES, incluso de algunos residentes de mayor rango.

En una ocasión, un paciente de UCIN requería la colocación de un catéter intravenoso y dada la urgencia del procedimiento y falta de disponibilidad del residente de cirugía pediátrica (por estar ocupado en el quirófano), fuimos nosotros quien lo instalamos. A pesar de haberlo colocado adecuadamente, fuimos motivo de una llamada de atención por parte de los responsables del servicio y por el jefe de la guardia (residente de tercer año).

Algunas situaciones se tornaban incongruentes, tal fue el caso de una compañera que cometió un error al colocar una sonda pleural, circunstancia que afortunadamente no tuvo repercusión en el estado de salud del paciente. Pero por dicha equivocación (que pudo poner en riesgo la vida del paciente) solo recibió una llamada de atención. Por otro lado, otro de nuestros compañeros dejó olvidado el expediente de un paciente que fue dado de alta por mejoría. Cuando recordó el documento, regresó para recuperarlo, pero lamentablemente ya no estaba en el lugar donde lo dejó. El jefe de la sala se lo solicitó y él le dijo que lo había extraviado, razón por la cual lo amenazó con darlo de baja definitiva de la especialidad si para el día siguiente por la mañana no lo recuperaba. Dadas las circunstancias, nos dimos a la tarea de ayudarlo a buscar el expediente. Luego de algunas horas, y de preguntar en cada sala de hospital, una de las secretarias nos informó que ella encontró un documento en el escritorio de residentes y que lo entregó al departamento de archivo y para fortuna de nuestro amigo, era el que se había extraviado.

En otra ocasión, el residente de mayor rango que fungía como jefe de guardia, me solicitó que agregara indicaciones en un paciente con gastroenteritis. La terapéutica era para evitar que el pequeñito se deshidratara, por lo que hice mis anotaciones y le informé dichos cambios a la enfermera responsable. Horas más tarde, durante la visita nocturna, nos dimos cuenta de que el paciente presentaba incipientes datos de deshidratación y obviamente el jefe de guardia me cuestionó la situación, a lo cual, yo respondí que anoté los cambios al pie de la letra, tal y como él me lo indicó, y se los expresé también directamente a la enfermera. Acto seguido, le preguntó a la enfermera encargada que había sucedido, a lo cual ella respondió:

—No me parecieron correctas las indicaciones de Iván —respondió en tono sarcástico—. Por lo que no creí conveniente seguirlas.

Como ya lo notaron, ni siquiera se refirió a mí como médico y mucho menos por mí apellido. Pero finalmente, eso es peccata minuta, lo importante aquí es la irresponsabilidad de la enfermera, su soberbia puso en riesgo de muerte al pequeño paciente. Lo más lamentable del caso, es que ella no recibió ningún correctivo. Sin embargo, el jefe me sancionó con dos guardias de castigo continuas, por lo que tuve que pasar todo el fin de semana de "guardia académica". Si bien es cierto que yo no omití las indicaciones, yo era el responsable de hacerlas cumplir, y respetando las jerarquías, sin chistar llevé a cabo la sanción de mi superior a pesar de mi desacuerdo.

Luego de terminado el primer año de la especialidad, tuve la oportunidad de conformar una franca amistad con Chava y Salvador, a tal grado de convertirnos en hermanos. Y comento esto porque en una preparación profesional como la forjada en la especialidad de pediatría, plagada de estrés y exceso de carga laboral, además de la constante actitud punitiva de algunos adscritos y residentes de mayor rango, siempre se requiere de contar con amigos que te apoyen a saltar los obstáculos propios de la residencia y te estimulen a no claudicar en tu intento de cumplir el sueño de llegar a ser un profesional de la pediatría.

Terminado el mes de marzo, nuestros recursos económicos ya menguaban y aún no recibíamos el pago de nuestras becas. Lo comentamos con los compañeros residentes del HIES, pero lamentablemente ninguno levantó la mano para ofrecernos (al menos en préstamo) algo de dinero que nos ayudara a solventar un poco nuestra crisis económica. O de plano no tenían dinero, o simple y llanamente no quisieron apoyarnos. Tal fue nuestra falta de recursos monetarios, que un día, entre todos, solo pudimos reunir la cantidad para comprar una orden de tacos de asado (por cierto, deliciosos) de la cual compartimos un taco para cada uno, sin adquirir refresco, pero eso sí, nos surtimos sustancialmente de la guarnición de verduras que se ofrecía gratuitamente con la compra de dichos alimentos. Ese mismo día, con la finalidad de adquirir al menos una orden de tacos para cada uno, Salvador, quien era el único que contaba con tarjeta de crédito, intentó disponer de dinero en el cajero automático, pero sin éxito alguno, y tal fue su enojo, que antes de que pudiéramos decirle algo, rompió la tarjeta sin pensar que hubiera sido posible obtener fondos directamente en la ventanilla del banco.

Después de terminar mi rotación por UCIN, fui designado al departamento de patología. Apenas había transcurrido una semana de labores en dicha área, cuando recibí una llamada de mis hermanos, había una situación familiar que requería mi presencia en casa. Ese mismo día, antes de concluir mi jornada hospitalaria, acudí con el jefe de enseñanza con la finalidad de solicitar un permiso, el cual rotundamente me fue negado y, por ende, le pregunté alguna posible solución.

–Mira Iván –dijo tras sentarse en su silla–. Tienes dos opciones, la primera es acudir con un psiquiatra para que trate tu depresión, y la segunda, que renuncies a tu especialidad.

–Te voy a contar algo personal –dijo en tono algo nostálgico–. Cuando estaba estudiando la carrera de medicina, mi entonces esposa no comprendió que debía invertir todo mi tiempo en el estudio y entonces lamentablemente nos divorciamos. Luego, ya en la especialidad y casado de nuevo, mi segunda esposa tampoco entendió mi completa dedicación a la pediatría, motivo por el cual decidimos también divorciarnos. Finalmente, en mi subespecialidad y casado de nuevo, terminé divorciándome por tercera ocasión ante las exigencias de mi pareja de pasar menos tiempo en el hospital.

–Tú ya eres harina de otro costal –dijo en fingido tono paternal–. Debes de cortar el cordón umbilical y dejar que tu familia se las arregle por sí sola. No me gustaría que renuncies y por eso creo que la mejor opción es enviarte con un amigo que es psiquiatra.

No podía creer lo que acababa de escuchar de un profesional de la medicina. Siempre creí que los médicos somos, o al menos deberíamos ser los más sensibles al dolor humano, y más en nuestra especialidad, por tratar con seres tan indefensos como es nuestra niñez. Pues bien, como último recurso le ofrecí mi período vacacional (de dos semanas) por solo una semana de permiso para visitar a mi familia, a lo cual de nuevo se negó.

–Entonces, ¿Cómo ves? –me preguntó.

–Yo creo que la primera opción es la más adecuada –le respondí viéndole a los ojos–. Pero no para mí, considero que quien requiere seriamente de ser atendido por un psiquiatra es usted.

–¿Cómo? –respondió realmente molesto.

–Perdón por la sugerencia doctor –le respondí–. La opción de renuncia es mejor para mí, dígame donde firmo, vine aquí pensando que no tendría problema en obtener su permiso, pero después de haberle escuchado, creo que ya ni siquiera podré ni deberé formar parte de esta institución, no creo que esté bien su forma insensible de pensar y de actuar; además, tampoco conmino con una disciplina militarizada, me parece inhumano el trato que le dan a los médicos residentes. Dicho eso, me retire de su oficina.

Luego de transcurridos un par de días después de mi conversación con el jefe de enseñanza, aún no podía regresar a mi casa, puesto que no me habían proporcionado los documentos correspondientes, motivo por el cual, tuve que acudir a las instalaciones de la Secretaría de Salud para informar dicha situación. Finalmente, dos días hábiles después, me fueron entregados los papeles correspondientes, teniendo que quedarme el fin de semana. Ese mismo día, antes de partir, me enteré de que algunos compañeros tanto de primero como de segundo año también tomaron la decisión de renunciar. Por otro lado, mis amigos me informaron que un grupo de residentes de alto rango, inconformes por haberme atrevido a cuestionar el trato indigno a los médicos residentes y por haber incitado (según ellos) a otros compañeros a dejar el hospital, les comentaron que sería mejor que yo dejara el hospital, porque de no hacerlo, harían de mi vida un infierno en dicho nosocomio. Lamentable actitud y falta de solidaridad...

Había renunciado a uno de mis más grandes sueños. Pero no me arrepentía, sabía que era lo correcto. A pesar de mi amor por la pediatría, mi familia siempre será lo primero. Definitivamente, tendría tiempo para reflexionar y para trazar nuevas metas. Me vendría bien un "compás de espera", una profunda reflexión en la entonces intensa sinfonía de mi vida.

Retomando sueños

A pesar de los intentos de reincorporarme como médico residente de segundo año al Hospital Infantil en mi ciudad natal, nada se pudo hacer, puesto que mi renuncia ya había sido enviada a nivel central y la universidad solo avalaría mi regreso siempre y cuando también tuviera el reconocimiento de una institución de salud oficial.

Dada la situación, me di a la tarea de buscar trabajo como médico general. Incluso tuve la idea de ingresar a las filas de la facultad de Derecho, con la firme intención de convertirme en abogado y defender a los médicos becarios de todos aquellos galenos que más que disciplinar a nuestros estudiantes, lesionan su integridad física y mental con ese trato tan indigno.

Pero finalmente, cuando pruebas la miel de la medicina y conoces la bondad de la pediatría, no puedes abandonar tus sueños. Fue por ello por lo que volví a presentar el Examen Nacional para Residencias Médicas (ENARM) y de nuevo fui aceptado para reiniciar mi especialidad.

En esta ocasión, mi plaza fue designada al Hospital General de la principal ciudad fronteriza del estado. Una compañera del estado de Veracruz y yo, fuimos quienes ingresamos al primer año de la residencia. Sin embargo, mi compañera, por motivos familiares, años atrás había abandonado la carrera de medicina, por lo que sus conocimientos y habilidades, primordialmente en pediatría también se habían quedado en el olvido. Había también un compañero que pasaría al segundo período de la residencia; sin embargo, por faltas graves durante su primer año, fue dado de baja definitiva de la especialidad y, finalmente, solo había un residente de tercer año, el cual sería enviado a una rotación de varios meses a un Hospital Infantil del estado de Tamaulipas.

Dados mis previos estudios de pediatría, tuve la ventaja (o no sé si desventaja) de que los médicos adscritos me dieran más responsabilidades y en no muy pocas ocasiones, tuve que quedarme en las guardias de mi compañera, para apoyarla con algunos ingresos hospitalarios y sobre todo para realizar procedimientos que ella aún no tenía el conocimiento ni la capacidad de llevarlos a cabo.

Aun siendo un hospital general, la carga de trabajo era bastante para solo dos médicos residentes, tanto, que apenas a los dos meses de haber llegado, ya había perdido una buena cantidad de kilogramos de peso.

Tuvimos la oportunidad de contar con excelentes pediatras, dedicados a sus pacientes y con el gusto por la enseñanza. Pero de igual forma, tuvimos pediatras que cumplían apenas con las mínimas actividades que el puesto les exigía y prácticamente era nula su participación en nuestro adiestramiento.

Apenas nos disponíamos a comenzar la cena, cuando mi compañera y yo fuimos llamados al servicio de urgencias para valorar a un pequeñito de 6 años. El niño había sufrido una fractura de radio derecho.

—Buenas noches, madre ¿Cómo está? —le preguntamos cordialmente a la abuelita del niño.

—Pues mire, con este muchachito quebrado. Su mamá me los encargó desde hace varios meses y ahora de plano no me di cuenta de que andaban de vagos en la azotea —dijo con voz temblorosa.

—¿Qué tan alto estaba de donde se cayó Manuelito? —pregunto mi compañera.

—Pues era una barda como de dos metros y medio —respondió la abuelita.

—A ver Manuelito, déjame revisarte el brazo —le dije al pequeño.

Terminada la exploración física del pequeñito y después de revisar la radiografía, corroboramos que efectivamente se trataba de una fractura en el tercio distal del radio, no desplazada, por lo que nos comunicamos con el ortopedista de guardia quien indicó que se le diera de cenar ya que lo ingresaría al quirófano temprano por la mañana del día siguiente.

–Hay que ingresar al niño, le dan de cenar y lo programan para la cirugía mañana temprano, por favor –les dije a las enfermeras responsables del servicio de urgencias.

–¿Me van a dar de cenar? –preguntó Manuelito.

–Si hijo, en un ratito te traerán unos burritos –le respondí.

–Y de mis burritos ¿puedo guardar uno para mi hermanito? –preguntó emocionado el pequeño Manuelito.

–No te preocupes, también a tu hermanito le daremos unos burritos, ¿y usted ya cenó madre? –le pregunté a la abuelita.

–No –me contestó con cara de tristeza–. Desde hace 3 o 4 días a mis nietecitos solo les he dado una comida al día, puros frijolitos y agua, y desde hace dos días yo no pruebo bocado, he preferido dejarles los frijoles a mis pequeñitos –terminó diciendo con lágrimas en los ojos.

–No se preocupe madre, también a usted le traeremos de cenar –dijo la enfermera ante la mirada compasiva de todos los ahí presentes.

En otra ocasión, durante una de mis guardias, llegó un pequeñito con diagnóstico de intoxicación por salicilatos, patología cuyo manejo ya conocía, ya que en el primer año de mi residencia en el Hospital Infantil tuve la oportunidad de intervenir en el manejo médico de dos pequeñitos con esta patología, y sea dicho de paso, uno de ellos de escasos 7 meses, lamentablemente falleció a unas cuantas horas de haberse hospitalizado. Y es que, por más que solicitábamos respuestas a su madre con relación a la posibilidad de que le hubieran administrado la droga causante de su grave estado, ella simplemente respondía que nunca le dio nada y que el pequeñito súbitamente se puso grave. Luego de un rato de haber interrogado a la progenitora del pequeñito, la abuela materna del niño llegó con su hija y le exigió que nos dijera la verdad, a lo cual la hija nos respondió:

—En las últimas doce horas, cada vez que mi niño se tornaba inquieto y llorón, yo le ofrecía un "mejoralito", de esas pastillas chiquitas que venden en la tienda de la esquina.

—¿Y aproximadamente cuantas pastillas le dio a tomar? —pregunté algo molesto y desesperado.

—Pues…. Fueron como unas 24 pastillitas en aproximadamente doce horas.

Luego de dicha declaración, me apresuré a llamarle al cirujano de guardia para que me apoyara colocando un catéter de Tenckhoff y poder iniciar la diálisis peritoneal, procedimiento utilizado para acelerar la eliminación del medicamento que estaba provocando la intoxicación del bebé. Con gran sorpresa, el cirujano de guardia me respondió que él desconocía la técnica de dicho procedimiento y que por ende no acudiría a nuestro llamado, a lo que rápidamente me comunique con el jefe de cirugía, quien responsablemente y con gran disposición (como habitualmente lo hacía) nos respondió que se trasladaría de su casa al hospital en el menor tiempo posible. Lamentablemente, aún si se hubiera colocado el catéter en ese momento, como lo mencioné, la grave intoxicación por salicilatos provocó la muerte del pequeñito a escasas horas de haber ingresado a la terapia intensiva.

Pero regresando a mi relato inicial en el Hospital General, y conociendo la causa de la intoxicación de mi pacientito, me di a la tarea de localizar a los médicos de guardia y, tanto los cirujanos como el intensivista, no respondieron a mi llamado. Incluso, la enfermera me informó que uno de los médicos pediatras del turno matutino, se encontraba en ese momento en el hospital, por lo que fui en su búsqueda. Lo encontré platicando con una practicante (era muy conocida su conducta de Don Juan), y cuando le solicité su apoyo, me dijo que él no se encontraba de guardia y que además ya estaba por marcharse, que lo mejor sería que siguiera insistiendo con los médicos responsables del turno.

Ante la falta de respuesta de los médicos encargados de la guardia, y sabiendo que el tratamiento de esta patología debe instaurarse en el menor tiempo posible para evitar consecuencias graves, tomé mi libro de cirugía pediátrica como guía para colocar el catéter de Tenckhoff, y mientras la enfermera fungía como instrumentista, el otro enfermero se encargó de sostener el libro para poder visualizar la técnica de colocación de la sonda.

Luego de poco más de 40 minutos, terminamos el procedimiento y de forma inmediata iniciamos la diálisis peritoneal, como medida para depurar el ácido salicílico, además del resto de pautas terapéuticas recomendadas. Sea dicho de paso que en ese momento no contábamos con un catéter flexible, por lo que tuvimos que colocar uno rígido. La respuesta del pequeñito al tratamiento fue muy adecuada y afortunadamente no hubo mayores complicaciones ni secuelas, por lo que al cabo de unos días estuvo en condiciones de ser egresado.

Es un hecho que gracias al personal de salud que participamos en el tratamiento de este pequeñito, logramos salvar su vida; sin embargo, también es un hecho lamentable que no contamos con el personal especializado ni los insumos adecuados para realizar el procedimiento. Y es que, la mayoría de los hospitales – escuela en nuestro querido México, no cuentan con el recurso humano suficiente y especializado, ni con la infraestructura e insumos adecuados para otorgar a los pacientes una atención digna, ni para ofrecer un nivel de excelencia en el proceso de enseñanza – aprendizaje del personal médico becario.

La dignidad se respeta

"La dignidad se exige, se demuestra y se defiende,
de lo contrario, este valor jamás trasciende"

Isaías Orozco Andrade

Luego de 4 meses de permanecer en el Hospital General como residente de primer año, el jefe del servicio de pediatría me pidió que preparara el tema de "Púrpura de Henoch – Schönlein" para presentarlo en la sesión general.

Llegado el día de la sesión, decidí llegar un poco más temprano para verificar que en el recinto todo estuviera en orden para mi presentación. Era una pequeña aula donde se llevaban a cabo las diversas actividades académicas del hospital. No recuerdo con exactitud el número de butacas, pero no creo que rebasara 40 lugares.

Antes de iniciar la plática, en la entrada del salón nos encontrábamos varios residentes de diferentes grados y especialidades, cuando de pronto llega el jefe del departamento de ginecología, y se dirige al residente de tercer año de cirugía.

–¿Cómo está mi residente de cirugía que no sabe ni madres y que tiene mierda en la cabeza? –dijo sarcásticamente el galeno.

—Muy bien —respondió Pedro tímidamente.

Y el ginecólogo continuó su camino para ingresar al aula.

—¿Por qué permites que te insulte de esa manera Pedro? —le pregunté molesto y asombrado.

—Tu bien sabes que los adscritos tienen la sartén por el mango y no es conveniente llevarles la contra, porque de hacerlo tomarán represalias —respondió.

—Pero ni siquiera es tu jefe y nada tiene que ver en tu programa académico —le insistí en tono de molestia.

—Lo sé, pero recuerda que es compadre del jefe de enseñanza y ya ves lo que les ha pasado a quienes se han atrevido a llevarle la contra. Hasta los han corrido —terminó diciendo Pedro.

Había escuchado de los propios compañeros residentes de ginecología que el trato de este médico era demasiado hostil, pero nunca me había tocado presenciarlo directamente, y la verdad es que me pareció un acto verdaderamente aberrante.

Todos ingresamos al aula, ya que el jefe de pediatría anunció que la sesión comenzaría, por lo que me acerque al frente del salón para iniciar con mi plática. Habían pasado escasos 5 minutos de mi charla, cuando uno de los médicos adscritos me pidió que elevara el volumen de mi voz o que utilizara el micrófono, ya que no me escuchaban en el fondo del salón. Lamentablemente, dicho aparato además de ser de mala calidad ya tenía tiempo que no funcionaba. Por lo que de manera cordial y respetuosa pedí a la audiencia que se sentaran en las sillas del frente y así, de esa forma me escucharían mejor, sin necesidad de elevar el volumen de mi voz. Luego de mi propuesta, el jefe de ginecología se levantó de su asiento y encolerizado me dijo:

—Óyeme mocoso hijo de la chingada, ¿Cómo te atreves a faltarle al respeto de esa forma al doctor?

Ante la incertidumbre de no saber la razón del enojo y ni el motivo de los insultos, inicialmente me quedé en silencio, esperando que, el director, la subdirectora, el jefe de enseñanza o el jefe de pediatría ahí presentes, le llamaran la atención al ginecólogo por los vituperios lanzados hacia mi persona; sin embargo, para sorpresa y decepción mía, cobardemente ninguno de ellos se atrevió a decir palabra alguna, razón por la cual, y en medio de tal silencio sepulcral, me dirigí al ginecólogo diciéndole:

—Con todo el respeto que usted y la audiencia me merecen doctor —lo confronté temerosamente—. A nadie le permito que me insulte y mucho menos haciendo alusión a mi progenitora, por lo que le exijo que delante de los aquí presentes me ofrezca una disculpa, o de lo contrario, me veré en la necesidad de denunciar ante las autoridades de la Secretaría de Salud, sus constantes insultos y humillaciones hacia los médicos residentes de este hospital.

Ni el ginecólogo, ni las autoridades ahí presentes mencionaron palabra alguna, y luego de que quien me insultara se saliera del salón golpeando la puerta, el resto de ellos también abandonó el recinto.

Cuando ya solo quedábamos médicos residentes e internos, éstos se acercaron a mí, unos para felicitarme por haberlo enfrentado y otros para advertirme que dicho médico tenía supuestos nexos con el narco y que siempre llevaba una pistola consigo, por lo que me recomendaron tener mucho cuidado. Yo estaba paralizado, tenía los músculos de la espalda completamente contracturados, seguramente de coraje y temor por lo que acababa de suceder.

Ese día decidí no salir del hospital, dadas las advertencias y consejos de mis compañeros. Al día siguiente, el jefe de enseñanza me pidió que fuera a su oficina para informarme que tenía prohibido entrar a cualquier procedimiento donde estuviera el jefe de ginecología (es decir, su compadre).

Después de poco más de una semana, estando de guardia, llegó el jefe de ginecología y pidió hablar conmigo.

—¿Que dice mi nunca bien ponderado pediatra? —me dijo como si nada hubiera sucedido—. Sabes que viene conmigo una amiguita, y le gustaría ver a los recién nacidos. ¿Habría algún problema si la paso a la sala?

—No veo ningún problema, además usted es el jefe de ginecología, lo único que le recomiendo es que utilicen las batas y gorros reglamentarios para entrar. Dicho eso, me retiré de la sala.

Probablemente, ese mes fui el médico residente más felicitado por los compañeros becarios y enfermeras, pero mi temor por alguna represalia siempre estuvo presente, aunque, en definitiva, jamás me arrepentí ni me arrepentiré por haber defendido mi dignidad y la de mis compañeros.

Dos meses después del suceso, luego de solicitar mi cambio a otra unidad médica, cuyo argumento fue la escasa enseñanza y mi temor a represalias, me informaron que a partir del primero de septiembre debería presentarme en el Hospital Infantil de mi ciudad natal, para continuar ahí con los estudios de mi especialidad.

De regreso a casa y otros menesteres

Fue una gran satisfacción regresar al hospital donde realicé mi primer año de residencia en pediatría, ahí fue donde aprendí los cimientos de esta bella e interesante especialidad. Y no solo me refiero al conocimiento científico, fundamentalmente hablo del trato amoroso y digno que médicos y enfermeras profesaban a cada paciente en tan honorable institución.

El recibimiento que me dio el equipo de salud fue muy cordial, con verdaderas muestras de afecto, motivación que me obligó a corresponder a tal honor, tanto en lo profesional como en lo personal.

Realmente era un festín de conocimientos adquiridos día a día en este gran hospital. Con escasas excepciones, los médicos adscritos siempre estaban dispuestos a compartir su experiencia y enseñanzas.

Además del conocimiento, también la responsabilidad en la especialidad fue in crescendo en cada grado académico. En mi segundo año de la especialidad, a pesar de haber residentes de mayor jerarquía, el jefe de enseñanza en turno me solicitó que me hiciera cargo de la jefatura de residentes e internos, cargo que ocupe durante tres años consecutivos, responsabilidad con la cual aprendí diversas habilidades y conocimientos de procesos administrativos hospitalarios, los cuales, ya en mi práctica profesional fueron de mucha ayuda.

Luego de 2 meses de haber iniciado mi tercer año, fui enviado al Hospital Infantil de Monterrey por un período de dos meses, con la finalidad de mejorar mi entrenamiento en la Unidad de Cuidados Intensivos Pediátricos de dicho nosocomio. En dicha unidad médica, tuve la oportunidad de recibir enseñanzas de excelentes médicos pediatras.

La primera gran enseñanza en aquella rotación, la recibí del propio jefe del servicio. A mi llegada al hospital, los médicos residentes de dicho departamento asignaron a mi cargo 4 de los 8 pacientes hospitalizados y cada uno de ellos solo se quedaron con dos pacientes. Molesto por lo que en ese momento consideré como un abuso, acudí con el jefe del servicio para externarle mi malestar, a lo cual el me respondió:

–Mira Iván, te voy a dar una respuesta corta sin derecho a réplica –me dijo en tono paternal, pero con firme autoridad–. ¿Quiénes recibirán mayor carga de conocimientos? ¿Tú o tus compañeros?

Dicho eso, y ante la anunciada imposibilidad de réplica, solo me quedó agradecer sus sabias palabras y regresar a mis actividades.

Luego de dos semanas de permanencia en este hospital, en un periódico local (y amarillista), aparece una nota denunciado a uno de nuestros compañeros residentes de ser el responsable de las secuelas que presentara un pequeño paciente que ingresó al hospital con traumatismo cráneo encefálico severo, luego de un accidente automovilístico.

Lo cierto es, que nuestro compañero médico le salvo la vida al paciente luego de su rápida y acertada intervención. Lamentablemente, un enfermero de nuestro propio equipo de trabajo fue, quien de mala fe, emitió información falsa a los padres del pequeño, y no solo eso, fue también quien recomendó que demandaran al médico residente. Afortunadamente la demanda no trascendió, dadas las fuertes evidencias del excelente y ético tratamiento que el niño recibió en el hospital.

Años después de mi rotación por este hospital infantil regiomontano, me enteré de que lamentablemente lo habían cerrado. Aunque tengo entendido que en la actualidad ya fue reabierto.

Luego de esta rotación, junto con otro residente del hospital infantil, fuimos enviados al Instituto Nacional de Pediatría (INP) en la ciudad de México, institución con excelente ejemplo de enseñanza de la pediatría y con alto nivel asistencial y de investigación.

Estar con algunos de los más connotados representantes de la pediatría nacional fue un verdadero honor, donde al igual que en otras instituciones, tuvimos la oportunidad de recibir diversas enseñanzas tanto en lo personal como en lo profesional.

Mi primera rotación la llevé a cabo en el servicio de Neonatología, servicio representado por excelentes pediatras neonatólogos y un equipo de enfermería de alto nivel profesional.

En mi primer guardia por este servicio, tuve la oportunidad de compartir responsabilidades con compañeros de primer año, quienes egresaron de la misma facultad de medicina que yo, pero un par de años después de mí.

Ya en la madrugada, a mitad de la noche, uno de ellos se encontraba haciendo un ingreso hospitalario y súbitamente se quedó dormido en la silla. En el afán de ayudarlo a terminar dicho documento, tomé la máquina de escribir donde ya tenía la hoja y, cual fuera mi sorpresa, que al leer el último párrafo que había escrito, era una serie de ideas incongruentes, que más que una historia clínica parecía una historia de ciencia ficción. Seguramente mi compañero estaba escribiendo lo que comenzó a soñar cuando se quedó dormido. Y es que este tipo de anécdotas que pudieran tornarse algo cómicas, suceden con mucha frecuencia durante las largas jornadas laborales que realizamos en la residencia. Igual recuerdo a un buen compañero de Baja California, quien, durante el pase de visita matutino, después de su guardia, se quedaba dormido de pie y con los ojos abiertos.

Definitivamente fue mucho y excelente el aprendizaje de la pediatría que ahí recibimos, pero también fuimos motivo de mal trato de parte de algunas personas en dicho instituto. De inicio, cuando nos presentamos con la coordinadora de enseñanza, a pesar de ser residentes de tercer grado, ella nos recibió de la siguiente manera:

—Bienvenidos chicos. Tengo algo muy importante que debo comentarles. Como no sabemos cuál es realmente su nivel de conocimientos —nos dijo en tono soberbio—, aunque estén cursando su tercer año de la especialidad, no podrán realizar actividades más allá de las permitidas a los residentes de segundo año, el cual será su rango académico mientras permanezcan en el Instituto.

Dicha situación, fuera de solo causarnos asombro, no nos preocupó ni mucho menos nos molestó, lo que nosotros queríamos era aprender lo máximo posible en tan honorable institución.

Después de dos semanas de permanencia en el INP, se solicitó la presencia de los residentes de segundo año para presentar un examen, por lo que mi compañero y yo le preguntamos al jefe del servicio si también tendríamos que acudir a dicha evaluación, y él nos respondió:

—¡Que no son ustedes residentes de tercer año? —preguntó.

—Así es doctor —respondimos al unísono.

—¿Y entonces porque la pregunta?

—Porque cuando llegamos al INP, la coordinadora de enseñanza nos dijo que nuestro rango en el Instituto sería de segundo año — explicándole además el motivo de dicha determinación.

—¡Vengan del hospital que vengan, ustedes han cumplido con todos los requisitos solicitados, por lo que en cualquier unidad hospitalaria se les debe respetar su rango académico! ¡Como es posible que sucedan estas cosas en nuestro hospital! —terminó diciendo muy molesto.

Al día siguiente nos enteramos de que el doctor había acudido a la coordinación de enseñanza para llamarle la atención a la jefe del departamento, exigiéndole que nos ofreciera una disculpa por tan grave falta de respeto; acción que nunca fue llevada a cabo de parte de la odontóloga pediatra responsable de dicha coordinación.

En nuestra segunda rotación, en el servicio de oncología pediátrica, tuvimos la oportunidad de convivir con expertos en dicha área de la medicina, autores de diversos libros y múltiples artículos de la especialidad.

El día que llegamos, nos presentamos inmediatamente con los compañeros residentes del INP que estaban rotando también por ese servicio; sin embargo, ni siquiera se tomaron la molestia de responder. Quienes respondieron a nuestro saludo, fueron dos cordiales compañeras, residentes del Hospital Infantil Privado. Ellas nos mostraron todas las áreas del servicio, documentación y actividades diarias a realizar.

Una mañana, nuestras compañeras se encontraban haciendo un resumen clínico, cuando de pronto, un residente del Instituto retiró la hoja de la máquina de escribir donde ellas trabajaban, despojándolas de dicho aparato y aduciendo que era de su propiedad y que no tenían por qué hacer uso de ésta sin su autorización. Obviamente que ni tardos ni perezosos nosotros confrontamos al susodicho, y mi compañero lo increpó por la falta de caballerosidad y comportamiento irrespetuoso con las damas. Sin embargo, el tan desagradable individuo solo hizo una mueca de molestia y se retiró sin decir palabra alguna.

Como verán ustedes, situaciones negativas como las que acabo de describirles suceden hasta en las mejores familias. Que sea dicho de paso, luego de este desagradable suceso, algunos compañeros nos comentaron que éste residente era miembro de una familia adinerada y que Agustín (nombre del sujeto), habitualmente así se comportaba. Espero que el tiempo y las enseñanzas de la vida, en él ahora especialista en infectología pediátrica, hayan permitido un cambio positivo en su trato hacia las personas.

A pesar de tales anécdotas bochornosas, nuestro paso por estas instituciones fue muy positivo, ya que tuvimos la oportunidad de enriquecer nuestros conocimientos de la pediatría, además de conocer la tecnología de vanguardia de tan reconocido hospital. Vaya pues, mi más profundo agradecimiento a tan honorables instituciones, por permitir nuestras rotaciones y compartir enseñanzas e instalaciones con los residentes de hospitales con menor infraestructura, pero no menos importantes, ya que hay que puntualizar que también en la provincia, a pesar de las carencias, se hace medicina de excelencia.

El servicio social de la especialidad

Un sol sin primavera...

Luego de terminada nuestra rotación por el INP regresamos al Hospital Infantil y dos meses después fui enviado a cumplir con mi servicio social de la especialidad en la clínica Santa Teresita de Creel, Chihuahua.

Es una unidad médica administrada por personal religioso capacitado en el área de la salud y donde se hace un trabajo formidable en pro de la salud de la población de esa región, primordialmente entre las etnias indígenas; institución cuyos recursos económicos se sustentan en los donativos de instancias altruistas nacionales e internacionales.

En dicho nosocomio se respira la vocación de ayudar al que menos tiene, entes que se entregan día y noche en la atención de sus pacientes; médicos, enfermeras y personal de apoyo que dejan parte de su vida en el afán de resarcir la salud del enfermo en aquella región tan lastimada sobre todo por la patología social.

Tal vez parecerá antagónico lo que acabo de contar con lo que a continuación mencionaré, pero es necesario que hablemos siempre de la realidad, esa que merece una seria reflexión de nuestro caminar al hacer el bien, siempre con la noble intención de mejorar nuestras acciones, una crítica constructiva no para lastimar, más bien con el fin de no dormirse en laureles y crecer siempre en las muestras de amor hacia nuestro prójimo.

A mi llegada a la clínica designaron mi residencia en una casa a unos metros de la clínica y luego de cierto tiempo y varios desacuerdos con las monjas fui enviado a una casa a unos 1500 metros del nosocomio.

La gente cuenta que la comida hecha por las monjas es muy deliciosa. Decidido a probar los manjares de las hermanas acudí en mi primer día al comedor y, cual fuera mi sorpresa al ver y probar tortillas duras y frías, frijoles casi en estado de descomposición y jugos caducados. Luego de mi primer cuadro de gastroenteritis decidí dejar de comer en la clínica y hacerlo en las pequeñas fondas del pueblo con mis recursos económicos (que eran muy escasos en mi época de residente).

Después de unos días, me enteré de que varias de las pasantes de enfermería también estaban presentando cuadros de diarrea, muy probablemente ocasionados por los alimentos ingeridos en el comedor de la clínica. Sea dicho de paso que estas jovencitas eran originarias de algunos estados del sur del país, cuyo reglamento del servicio social era por demás rígido, a tal grado que cada vez que tenían que estar fuera de la clínica, tenían que firmar salida y entrada, obviamente con el permiso correspondiente de su supervisora. Tampoco se les permitía acudir a los bailes del pueblo, a pesar del deseo de algunas de ellas por asistir.

En un par de ocasiones, tuve la responsabilidad de acudir a la capital del estado a trasladar pacientes al Hospital Infantil y de regreso, hacíamos parada en un supermercado de ciudad Cuauhtémoc, donde se hacían compras de alimentos y otros menesteres. Entre pollo fresco, carnes frías y otros alimentos que suponíamos serían para todo el personal, solo eran productos para la dieta de las religiosas.

Era tan mala la comida que se les ofrecía a las señoritas pasantes de enfermería, que en algunas ocasiones las jóvenes perpetraron pequeños hurtos de comida en el almacén de la clínica, razón por la cual el director médico, que era precisamente mi maestro Don Carlos, fue informado de tal situación, con la finalidad de llevar a cabo alguna sanción.

—Pues esta es la situación doctor —le dijo la madre superiora a mi maestro—. Muy inadecuado el comportamiento de estas señoritas, es una falta grave y como tal deberá de sancionarse, ¿no le parece doctor?

–Lo que realmente me parece es que estas señoritas tienen hambre, de no ser así, ellas hubieran sustraído otros elementos del almacén y como veo solo fueron alimentos –dijo molesto mi maestro–. Lo que yo creo es que debemos ofrecerles mejor calidad de alimentos a estas jovencitas en lugar de estar pensando en sancionarlas. No quiero volver a enterarme que prácticamente les están dando las sobras de comida a estas chicas –terminó diciendo con franca expresión de enojo.

–Muy bien doctor, seguiremos sus indicaciones al pie de la letra –dijo la madre superiora.

Lamentablemente, la decisión de Don Carlos parece que no le gustó ni a la madre superiora ni al resto de directivos de la clínica, ya que mí maestro fue destituido del cargo unas semanas después del incidente.

La admisión de pacientes desnutridos gravemente enfermos era pan nuestro de cada día, y la conducta médica de estos pequeñitos implicaba monitoreo estrecho y medidas terapéuticas muy rígidas, sobre todo en el manejo de sus líquidos. En una ocasión, en una paciente en vías de recuperación, le indicamos alimentación con una fórmula especial para este tipo de patologías, cuyas cantidades debían de limitarse a los cálculos hechos por los médicos; sin embargo, a pesar de las indicaciones plasmadas por escrito en el expediente, las monjas rebasaron dichas cantidades, bajo pretexto de no desperdiciar el sobrante de dicha formulación. Desafortunadamente la paciente presentó efectos adversos secundarios a esta acción, lo que provocó dejarla en ayuno de nuevo y, por ende, retraso en su recuperación. Acciones como estas eran cotidianas, los médicos dábamos ciertas indicaciones y las monjas no las seguían, so pretexto de que no era lo correcto. Per se, no era sencillo tratar enfermedades graves con recursos limitados y menos aún, a contracorriente de estas conductas.

Cada vez eran más frecuentes mi desacuerdos con las religiosas. En otra ocasión, las conmine a no reutilizar los frascos de las soluciones parenterales (en aquella época aún eran de vidrio), ya que los lavaban con detergente y al ser reutilizados provocaban importantes flebitis, procesos patológicos que eran tratados colocando rebanadas de papá cruda en las zonas afectadas.

Entiendo la necesidad de optimizar recursos, pero en este caso era más el daño provocado que el beneficio. De igual forma, se guardaban los antibióticos caros solo para los pacientes que podían costearlos, a pesar de requerirlos para pacientes con diversas patologías infecciosas pero con escasos recursos económicos.

En una ocasión, mi máquina de escribir se dañó, por lo que les solicité a las monjas uno de estos aparatos en préstamo, a lo cual se negaron, a pesar de tener resguardadas y apiladas 3 o 4 en el almacén.

A nuestro ingreso a la clínica, se nos entregaba bajo resguardo un mensáfono (llamado comúnmente "beeper"), medio por el cual nos llamaban ante alguna situación médica de urgencia. En varias ocasiones, a pesar de no estar de guardia nocturna, y durante la madrugada, hacían sonar mi equipo, razón por la cual acudía inmediatamente, teniendo que recorrer de ida y vuelta los 1500 metros que separaban mi residencia de la clínica. Al llegar, la enfermera encargada de la guardia (que habitualmente era una monja) me preguntaba:

—¿Qué hace usted aquí doctor?
—Pues sonó mi "beeper" y por eso acudí a su llamado.
—Pues no doctor, nosotros no le hablamos.

Ya despierto a las tres de la mañana, aprovechaba para dar una visita nocturna a mis pacientes, para luego regresar a mi residencia.

Como ven, la mala calidad de la comida, las recurrentes infecciones gastrointestinales iniciales y dichas caminatas, provocaron un descenso en mi peso de 10 kilogramos.

Una tarde, después de mis actividades hospitalarias, me encontraba reposando en mi habitación, cuando de pronto escuché que alguien llamaba a la puerta. Abrí y me di cuenta de que era una de las jovencitas pasantes de enfermería.

—¡Hola doctor! ¿Cómo se encuentra?

—Muy bien —le respondí amablemente—. ¿Qué andas haciendo por acá?

—Pues me dijeron que usted toca la guitarra y canta muy bien, así que aproveche que estoy libre de guardia para venir y escucharlo —dijo sonriente pero nerviosa.

—Gracias por el honor —le respondí —. Deja voy por mi guitarra y regreso, espérame aquí afuera.

Sabedor de que no se les permitía dejar las instalaciones sin un motivo de peso y recordando que alguna vez, uno de mis maestros que trabajó en la clínica y que, al igual que yo tuvo varias diferencias con las hermanas, me comentó que trataron de ponerle una trampa al enviarle a una jovencita, con la finalidad de acusarlo de sobre pasarse con ella, por lo que me asomé por las ventanas de la casa y me di cuenta de que justo detrás de un árbol se encontraba una de las monjas con otras jóvenes pasantes. Por lo que, al salir de nuevo, le dije a la chica:

—¿Por qué no invitas a la hermana y a las otras pasantes que te acompañan?

—¿Cuáles compañeras? —me respondió por demás nerviosa y sonrojada.

—Pues las que están detrás del árbol —le dije.

Luego bajé las escaleras del pórtico y me acerque al árbol donde se encontraban escondidas.

—¡Hola hermana! ¿Qué andan haciendo por este rumbo?

—Pues solo veníamos pasando por aquí, ya que nos dirigimos al mirador —respondió apresurada e igualmente sonrojada y nerviosa como el resto de las jovencitas.

—Pero ya vamos de regreso a la clínica —comentó al mismo tiempo que invitaba a las pasantes a acompañarla, incluyendo a la que llamó a mi puerta.

En esa época ya habían nacido mis dos primeros hijos, y en cierta ocasión, me llamó su madre para informarme que era muy probable que a uno de ellos tuvieran que hospitalizarlo por tener síntomas compatibles con una neumonía bacteriana.

Al momento de estar hablando por teléfono, escuché que alguien descolgó la bocina de otro teléfono, por lo que, sin decir nada, me dirigí apresuradamente a la oficina de la madre superiora, a quien encontré, como lo había sospechado, escuchando mi conversación, por lo que le dije:

—¿Por qué está escuchando una conversación privada hermana? —le pregunté francamente molesto.

—¡Claro que no! Yo solo levanté la bocina para hacer una llamada y me di cuenta de que alguien más estaba hablando.

—¿Y porque no colgó inmediatamente? Es tan lamentable que hagan estas cosas.

Luego de decir esto, regresé al otro teléfono para continuar con mi conversación y cual fuera mi sorpresa, estaba otra de las monjas, quien ya había colgado el teléfono, con el pretexto de que ella tenía que hablar con su familia para saludarlos.

—¿Considera usted más importante saludar a sus familiares que conocer el estado de salud y los motivos de hospitalización de un hijo?

—le dije muy enojado—. ¡Seguramente no lo sabe! ¡Pues como, si usted no tiene hijos! Le doy gracias a Dios que son monjas, de lo contrario ustedes serían el mismísimo demonio.

Salí enojado de la clínica ante la mirada atónita pero desvergonzada de la monja. Me dirigí a la caseta telefónica pública para terminar la conversación que dejé pendiente luego de ese desconcertante y triste suceso.

Experiencias personales tan desagradables y condiciones tan lamentables a que eran sometidas las pasantes de enfermería, fueron el aliciente para denunciar los hechos a las autoridades de la Secretaría de Salud, quienes, unas semanas después, acudieron al nosocomio a realizar una supervisión, corroborando los hechos previamente manifestados. Derivado de la investigación, la clínica recibió una amonestación, además de la recomendación de mejorar las condiciones de alimentación y el reglamento de las pasantes.

Luego de 4 meses y la pérdida de 10 kilogramos de peso, terminé mi servicio social, poniéndole punto final, por un lado, a grandes aprendizajes y experiencias fabulosas, y por el otro, a eventos realmente dolorosos que poco a poco quedaron guardados en el baúl de los recuerdos.

Siempre escuché y creí que las monjas eran seres humanos llenos de amor y bondad. A pesar de mis nada agradables experiencias de esa época, estoy seguro de que ese no es el común denominador entre las religiosas. Ellas solo fueron eso, un excepcional "Sol sin primavera".

Terminando la especialidad de pediatría, mi maestro Don Carlos, me propuso que hiciera un entrenamiento tutelar de infectología pediátrica con él; y luego de casi tres años de capacitación, recibí mi constancia de terminación de dicho adiestramiento y una carta de mi querido maestro. En esa época, la universidad no otorgaba el aval para dicha subespecialidad.

La enseñanza, otra pasión

A la par de llevar a cabo el entrenamiento en infectología pediátrica, el ahora pediatra Iván, apoyaba como asistente al jefe de enseñanza Don Alejandro, virtuoso pediatra y de intachable y reconocida moral; maestro, ejemplo de entrega y vocación, siempre sensible al dolor humano y en todo momento dispuesto a ayudar al más necesitado.

Fue precisamente bajo iniciativa de Don Alejandro, que se formó una fundación de apoyo para la niñez indigente. Esta propuesta surgió a raíz de un suceso que se vivió durante uno de los pases generales de visita hospitalaria. Cuando los médicos llegaron a la Unidad de Cuidados Intensivos Pediátricos, justo en la entrada de esa área, se encontraba llorando la madre de un pequeñito hospitalizado, por lo que Don Alejandro se acercó a ella preguntando:

—¿Por qué está llorando madre?

—Porque mi niño necesita una tomografía de su cabecita y no tengo dinero para pagarla —respondió angustiada y triste.

—No se preocupe, nosotros nos haremos cargo de ello —respondió en tono paternal Don Alejandro.

Luego de terminada la visita médica, Don Alejandro se dirigió a las trabajadoras sociales y les dijo que él se haría cargo del pago del estudio. Ante tal ejemplo de vocación humanitaria, los ahí presentes decidieron también apoyar económicamente para solventar el costo de la tomografía, tal como habitualmente lo hacíamos en el hospital en este tipo de circunstancias. ¡Vaya aprendizaje que recibieron los médicos becarios!

Fue en ese momento que Don Alejandro urgió a crear esa fundación, con el objetivo primordial de apoyar a la niñez "indigente", que no indígenas, cabe aclarar. Y es que, desde entonces, a los pacientes indígenas se les atendía integralmente sin que ellos pagaran absolutamente nada, situación que no sucedía con los pequeños pacientes mestizos, ya que el apoyo que se les otorgaba no era del cien por ciento, y los padres siempre terminaban pagando algo, cantidades invariablemente mayores al presupuesto de sus ínfimos ingresos salariales. Por eso la práctica recurrente de dejar pagarés firmados en la administración del hospital, con la promesa de saldar su deuda en el menor tiempo posible.

Cabe mencionar que en no pocas ocasiones, los estudios solicitados a pacientes mestizos se pedían a nombre de pacientes indígenas, con la finalidad de que el examen se realizara rápidamente y sin costo para la familia del pequeño "chabochi" (el mestizo, el blanco). Lamentable que se tuvieran que llevar a cabo ese tipo de acciones, pero siempre fue en el afán de ayudar a resarcir la salud de los pequeños pacientes, ante la falta de recursos económicos de sus familias y nulos apoyos gubernamentales para quienes no eran parte de las etnias originarias.

Durante el último año de su especialidad, Iván también fue invitado a colaborar como profesor adjunto de la cátedra de pediatría de pregrado por uno de sus más estimados maestros; jefe de cirugía y de enseñanza, director del Hospital Infantil por poco más de seis años, puestos que siempre desempeñó con excelencia, pero sin duda, mejor clínico y ser humano, siempre sonriente y bromista con sus pacientes, pero rígido con la enseñanza de sus alumnos.

Luego de casi dos años de fungir como asistente del departamento de enseñanza e investigación, Iván fue invitado, por el director en turno, a ocupar la jefatura de dicho servicio. Durante poco más de siete años Iván fue parte del gran equipo de especialistas que participaron en la preparación académica de generaciones de pediatras formados en el Honorable Hospital Infantil. Además de ello, como jefe de enseñanza e investigación, tuvo la oportunidad de mejorar los procesos, modernizar el departamento, implementando tecnología de vanguardia y acrecentando el acervo bibliotecario, así como equipo y áreas necesarias para el proceso de enseñanza – aprendizaje tanto para alumnos de pregrado como de posgrado.

Dado el escaso y muchas veces nulo presupuesto destinado a este importante rubro, Iván se dio a la tarea de gestionar donativos en especie entre la industria farmacéutica y empresarios; y en escasas ocasiones, logró recursos de la universidad que avalaba la especialidad de pediatría y de otras instancias gubernamentales, como la ocasión en que la Secretaría de Educación del gobierno estatal le entregó las 50 butacas para equipar las dos aulas creadas en su gestión.

No siempre los representantes de la industria farmacéutica realizaban donativos sin esperar nada a cambio, en diversas ocasiones, algunos de ellos se atrevían a preguntar:

—¿Y de cuantas unidades de mis productos estamos hablando que serán indicados por los médicos de su hospital? Es decir, ¿Cuánta será la ganancia para el laboratorio que represento?
—Tantas unidades de satisfacción como ustedes quieran invertir —les respondía Iván respetuosamente—. Los medicamentos que indicamos en nuestro hospital son por convencimiento, porque sabemos que benefician a nuestros pacientes y no por condicionamiento, así que, si el otorgar un "donativo" implica como requisito consumir un número

específico de unidades, simplemente por consumir, les agradezco su pobre intención de ayudar y les pido que se retiren de mi oficina —les indicaba en tono firme y decidido.

Además, quien optaba por no ayudar, sabía que tendría cerradas las puertas para promover sus productos entre los pediatras del hospital. En definitiva, los mejores promotores o vendedores de los productos de la industria farmacéutica no son sus representantes asalariados, son todos los médicos quienes los indican en sus recetas. Por eso las autoridades del hospital estaban convencidas de que estas empresas deberían retribuir e impactar con sus donativos en la enseñanza del personal de salud.

En una ocasión, siendo Iván director del hospital, tuvo que solicitar la intervención de los guardias para retirar de las instalaciones a un promotor de productos médicos, quien persistentemente se escabullía entre los diferentes consultorios a pesar de tener prohibida la entrada y de que en múltiples ocasiones se le solicitó cordialmente no ingresar al nosocomio. Dicho sujeto, en alguna ocasión comentó que no necesitaba de la pediatría del Hospital Infantil, que las prescripciones de esta unidad no influían ni en sus metas ni mucho menos en las ganancias obtenidas, y ya ven lo que pasó.

Lamentablemente, también existen profesionales de la medicina que, en el afán de conseguir regalos, viajes y otros obsequios, se prestaban a ser cómplices comerciales de estas compañías. Como aquella industria de fórmulas lácteas infantiles que conjuntaba al famoso "grupo de los cien" pediatras en el país, que, en base a las ganancias obtenidas por la venta de los productos prescritos por dichos médicos, ofrecían viajes a lugares paradisiacos como "agradecimiento" a su apoyo. Quienes se prestaban a "colaborar" con esta firma comercial, tenían la obligación de permitir acceso a los expedientes de sus pacientes, para que sus representantes verificaran que se estaba prescribiendo con regularidad y de forma exclusiva sus productos. Situación contrastante con aquella otra excelente empresa transnacional de productos lácteos, quienes éticamente ofrecían material didáctico, equipo, becas a congresos y otros apoyos para la enseñanza del personal becario, y siempre, sin solicitar nada a cambio.

Luego de un par de años como docente adjunto, al pediatra Iván se le nombró profesor titular de algunas asignaturas académicas de la carrera de Médico Cirujano y Partero en la facultad de medicina de su alma mater, aceptando con beneplácito dicho honor y llevando la responsabilidad de las materias de Pediatría e Infectología, entre otras, durante 12 años y sin percibir remuneración económica alguna; mismo tiempo que fungió como profesor adjunto de infectología en el posgrado de pediatría en el Hospital Infantil.

Por otro lado, Iván también fue docente de la facultad de enfermería por un corto período y profesor conferencista durante poco más de tres décadas dentro y fuera del país.

Siempre inculcó en sus alumnos el amor por su especialidad y la obligación de trazarse una meta tras otra, ya que él expresaba que cualquier ser humano que decía haber cumplido sus metas, en ese momento caía en el grupo de la mediocridad. Así mismo, les pedía que en cada paciente vieran a sus propios hijos o tal vez a algún pequeñito cercano, para que entendieran el dolor de la familia y el por qué los padres se tornaban aprensivos. Solo concibiendo eso, harían todo lo necesario para llegar a un rápido y certero diagnóstico, y por ende, establecer un tratamiento oportuno.

Solo comprendiendo eso, dejarían de utilizar esa frecuente expresión de:

—¡Es que la mamá es demasiado aprensiva!

—¿Y qué madre o padre de familia no se tornan preocupados cuando su pequeño hijo está enfermo y hospitalizado? – respondía molesto el médico Iván en tales circunstancias.

O aquella otra de:

—Es que ni el paciente ni los papás hablan español, por eso no obtuvimos información suficiente para llegar al diagnóstico.

—¿Y acaso ustedes hablan su lengua o dialecto? ¿Es obligación de ellos hablar español o de ustedes conseguir los medios necesarios para obtener la información? —les respondía el pediatra Iván a sus médicos residentes e internos.

No era sencillo conseguir a un traductor de la etnia rarámuri, entre otras cosas porque las autoridades gubernamentales no aprobaban el presupuesto para contratarlo y solo se dependía de la buena voluntad y apoyo de las madres de otros pacientes tarahumaras hospitalizados que también hablaban español. Por cierto, las autoridades universitarias nunca respondieron a la solicitud del galeno, de implementar en el currículo troncal, además del inglés, al menos la lengua rarámuri, principal dialecto entre las diversas etnias del estado.

Mejor dentro que fuera del ring

Después de 7 años de arduo trabajo en el departamento de Enseñanza e Investigación en el Hospital Infantil, el pediatra Iván fue invitado a ocupar el puesto de director de tan honorable institución. Sabía que no sería sencillo trabajar en un cargo con tanta responsabilidad e inversión de tiempo, pero también entendía que sería una buena oportunidad para adquirir mayores conocimientos de los procesos administrativos en el área médica, pero sobre todo, una gran coyuntura para trabajar en pro de un nuevo edificio que tanta falta hacía a la niñez de su comunidad y por ende, un espacio con la infraestructura y tecnología de vanguardia necesarias para que los profesionales de la pediatría pudieran resarcir la salud de los pequeñitos de todo el estado, con mayor tranquilidad y sin carencia alguna.

Y es que, en ese entonces, el edificio que cobijaba el Hospital Infantil era rebasado por la demanda de atención hospitalaria, además de que los años no habían pasado en vano, su infraestructura ya menguaba y era absurdo e ilógico seguir invirtiendo en remodelaciones en un inmueble que ya no podía crecer ni en tamaño, ni mucho menos en el número de camas de hospitalización.

Muy pronto el galeno se dio cuenta que, en dicho puesto, no solo había que seguir luchando contra las enfermedades, también había que solventar grandes carencias de insumos, de medicamentos, de personal en todas las áreas y departamentos, y de muchas otras cosas más. Pero no solo eso, también había que sortear vicios abigarrados y corruptelas cotidianas. Afortunadamente, fueron más las satisfacciones de ver tantos niños y niñas agradeciendo con sus sonrisas al personal de salud que junto a ellos pelearon la batalla y vencieron a la enfermedad.

Durante la primera semana de su gestión fue visitado por un representante de una de las compañías proveedoras de insumos hospitalarios, quien además de ofrecerle como regalo una botella de tequila, le colocó en su escritorio un sobre donde se podía observar que sobresalían varios billetes de alta denominación.

—Dígame, ¿en qué puedo servirle? —le dijo el director.

—Como usted puede ver en mi tarjeta, soy el representante de esta compañía y vengo a ponerme a sus órdenes —le dijo en tono de complicidad.

—Si, ya mi secretaria me puso al tanto de quien es usted, ¿pero qué significan esos objetos que colocó en mi escritorio? —preguntó el director un poco molesto.

—¿Qué no le avisaron de oficinas centrales que vendría a visitarlo? ¿Tampoco le dijeron como hemos venido trabajando con ustedes?

—Conmigo no han trabajado, ni trabajaran de la forma en que usted y su compañía pretenden hacerlo. Así que, en este momento le pido que se retire de mi oficina y se lleve la botella y su sobrecito.

—¡Pero doctor! ¿Está usted seguro de lo que está haciendo? Esto lo sabrán sus jefes y seguramente más tarde le llamarán para dar cuenta del asunto.

—No tengo más que hablar con usted, así que, de nuevo le pido amablemente que se retire de mi oficina, no quiero verlo por aquí otra vez.

Dicho eso, el sujeto tomo sobre y botella y se retiró de la oficina.

En aquella época, a pesar de que la reglamentación exigía la obtención de productos a través de un proceso de licitación, contando con el precio de al menos tres proveedores, los responsables del departamento de adquisiciones, siempre se las ingeniaban para sacarle provecho a las negociaciones y así, obtener beneficios económicos para ellos y sus jefes. Aunque no era una regla adquirir el producto de la compañía que ofertaba el menor precio, habitualmente así se hacía para "demostrar optimización" de los recursos. En el proceso de licitación, el precio de la empresa con que pactarían sus ganancias, siempre lo presentaban al último, ya que de igual forma, siempre era el monto menor entre los ofrecidos por todas las empresas participantes. Y esto sucedía porque los responsables del proceso informaban previamente, al proveedor de su interés, los precios del resto de los competidores y, bajo conocimiento de causa, ofrecían el precio más bajo entre todos los participantes para finalmente ganar con ello la licitación.

Con relativa frecuencia, el galeno era visitado por padres de familia que solicitaban una disminución o la cancelación del total de la cuenta generada por la atención médica de sus hijos; incluso, algunos de ellos solo pedían tiempo para poder reunir los recursos y saldar su deuda. Situación que solo se presentaba con las familias mestizas, ya que a la población de los pueblos originarios se le atendía integralmente y ellos no pagaban un solo centavo, su adeudo era finiquitado del erario estatal.

Y no es que el apoyo que se les daba a las etnias originarias estuviera mal, lo incorrecto era que a la comunidad mestiza si se le exigía un pago por la atención recibida; familias que contribuyen a las arcas gubernamentales con sus impuestos, y muchas veces con percepciones económicas, incluso, menores a las de las familias de las etnias indígenas. Para ser motivo de disminución o exención del pago, este núcleo comunitario tenía que hacer ciertos trámites en oficinas ubicadas en lugares distantes al hospital, donde habitualmente se topaban con gestiones y personas que eran claro ejemplo de la burocracia prevaleciente en esos tiempos. A tal grado, que algunos padres de familia preferían claudicar en el intento y conseguir los recursos económicos de otras fuentes (entre familiares y amigos).

Con bastante frecuencia, los directivos de diversas instancias gubernamentales, diputados y representantes del partido político en turno, solicitaban al director apoyos diversos para sus recomendados, situación que el galeno aprovechaba para incluir en estos paquetes de ayuda a familias menos afortunadas, aquellas que ni contaban con los recursos económicos y mucho menos con las influencias necesarias para verse beneficiadas.

Eran tantos los favores y apoyos diversos solicitados, que el jefe inmediato del director tuvo que regular dichas peticiones a través de un solo representante del gobierno estatal, persona que se comunicaba con el galeno para indicar a quienes y cuales apoyos recibirían. Esta situación se tornó más frecuente cuando llegó la época electoral; habría cambio de poderes en el Congreso del Estado y, por ende, dichas ayudas significaban mayor número de votos para los candidatos del partido oficial.

Hablando de recursos públicos desviados; siendo parte del comité de expertos en tuberculosis de la Secretaría de Salud, el galeno había venido proponiendo la creación de una Clínica de Atención Integral para la patología en mención, por lo que, en una ocasión, fue llamado por el presidente de dicho comité, quién le hizo saber que en ese momento el programa contaba con casi 9 millones de pesos, cantidad que podrían utilizar para iniciar el proyecto de la Clínica. Dicha situación era bastante inusual, ya que habitualmente, los recursos para este programa de salud eran ínfimos e insuficientes para cumplir con sus objetivos en materia de salud pública. Aun así, los involucrados en dicho comité, los animaba saber que con esos recursos podrían cristalizar proyectos guardados pero listos para ser activados. Lamentablemente la algarabía fue momentánea, ya que, al cabo de unos días, se les informó que tales recursos habían sido inyectados a otros programas prioritarios. Eran épocas electorales...

Retomando el asunto de la Clínica de Tuberculosis, dada la imposibilidad de que el gobernador en turno o su secretario de salud le dieran audiencia para presentárselos, el galeno tuvo que mostrarlo en foros públicos de diversas ciudades del estado, donde, supuestamente, las autoridades de salud darían oídos a todas las propuestas de salud ahí expuestas. Decepcionantemente, los directivos solo inauguraban los eventos y se retiraban del recinto inmediatamente, es decir, jamás escucharon de monto propio ninguno de los planteamientos, ni mucho menos dieron la oportunidad a los participantes de hablar a detalle de sus ideas, ya que los tiempos para la exposición, solo permitían externar un breve resumen. Fue gracias a la prensa ahí presente, que la población se enteró de las propuestas, algunas de las cuales fueron incluidas en el Plan Estatal de Desarrollo del sexenio, pero que simple y llanamente quedaron plasmadas y olvidadas solo ahí, en el papel de dicho documento.

Dado el exceso de pacientes que día a día requerían ser hospitalizados y atendidos en la consulta externa, y ante la falta de equipo de diagnóstico de vanguardia, de insumos y de personal de salud suficientes para ofrecer una atención de excelencia, el director se dio a la tarea de trabajar con sus más cercanos colaboradores en el proyecto de un nuevo Hospital Infantil. Todos tenían claras las necesidades de cada área del nosocomio y minuciosamente prepararon el proyecto para presentarlo a las autoridades gubernamentales.

Como no era muy sencillo lograr una audiencia directamente con el gobernador, el director y su equipo invitaron a la esposa del mandatario para presentarle a ella el proyecto de construcción y equipamiento del nuevo Hospital Infantil. Inteligentemente, también lo planearon así, ya que estaban seguros de que, por ser mujer y madre de familia, tocarían las fibras más sensibles de la primera dama, al mostrarle los casos de los pacientes desnutridos y gravemente enfermos.

La primera dama llegó acompañada de la directora del DIF (Desarrollo Integral de la Familia) Estatal y parte de su equipo de trabajo. Luego de una presentación gráfica y verbal acerca del pasado, presente y futuro del Hospital Infantil, así como de varias historias de éxito entre sus pacientes, el director y su equipo de trabajo, mostraron a sus invitados cada una de las áreas del nosocomio, sin temor de mostrar sus rincones y carencias.

Al pasar por la puerta del pasillo de las áreas administrativas hacia las salas de hospitalización, tanto la primera dama como su directora hicieron una mueca de desagrado, lo cual llamó fuertemente la atención de quienes notaron el suceso; sin embargo, el director prefirió esperar hasta finalizar el recorrido para preguntarles la razón de su molestia.

En cada una de las salas, la esposa del gobernador y su equipo tuvieron la oportunidad de ver y convivir de cerca con niños enfermos de cáncer, unos a punto de salir victoriosos de la enfermedad, otros en espera de encontrar los recursos económicos para iniciar con sus tratamientos y, lamentablemente, los menos afortunados, en fase terminal, en espera de salir adelante solo a través de un milagro. También pudieron observar a pacientes indígenas desnutridos, entre otros pacientes con enfermedades diversas, raras y frecuentes. Así mismo, se dieron y le dieron la oportunidad a madres y padres de familia ahí presentes de interactuar entre ellos, quienes les externaron sus necesidades y peticiones, entre otras, la de contar con un hospital digno para la atención de sus pequeñitos.

Como era de esperarse, la primera dama terminó su visita francamente consternada de lo que acaba de presenciar, y apenas llegando a la sala de juntas, nos expresó su agradecimiento por haberla invitado a conocer la realidad del nosocomio y sus pacientes, y que, sin premura alguna, haría las acciones necesarias para apoyar la construcción de un nuevo Hospital Infantil, prometiendo que a la brevedad nos informaría la resolución del gobernador y su gabinete.

Antes de despedir a los invitados, el director le preguntó a la primera dama:

—Observamos que al entrar a las salas de hospital usted y la directora del DIF hicieron una cara de desagrado, con todo respeto, ¿pudiéramos conocer la razón?

—Claro doctor, no se preocupe, solo nos llamó la atención que, durante nuestra visita, hemos encontrado a un hospital que brilla de lo limpio que se encuentra, pero al pasar a esas áreas, percibimos un olor muy peculiar, desagradable al olfato.

La señora tenía razón, ese aroma definitivamente era el resultado de diferentes culturas y formas de pensar; entre aquellos que no se bañan con frecuencia y que además hacen uso de leña para cocinar; con aquellos otros que se bañan, pero no usan desodorantes y persistentemente están en contacto con productos lácteos; y los humores derivados de cada enfermedad, son la perfecta combinación de esencias nada agradables al olfato.

Dicha situación, también le dejó una gran enseñanza al personal del hospital, ya que les mostró que "no hay que dormirse en sus laureles", puesto que siempre hay oportunidades de mejorar las cosas. Como bien lo dijo la primera dama, el hospital lucía francamente limpio, pero el personal estaba tan acostumbrado a dichos efluvios, que ya no se daban cuenta de lo desagradable que estos pueden ser.

Horas después de la visita, cuando el director se encontraba en su consulta privada, recibió una llamada de la esposa del gobernador:

—Mi estimado doctor, ¡Ya tiene su nuevo Hospital Infantil! —dijo francamente emocionada—. Ahora solo hay que trabajar en conjunto con el departamento de planeación y la Secretaría de Hacienda, para mostrar el proyecto y solicitar los recursos necesarios —ellos se pondrán en contacto con usted.

—No sabe que maravillosa noticia me ha regalado, gracias por su gran apoyo.

—No tiene nada que agradecer doctor, al contrario, gracias a ustedes por hacerme parte de este hermoso proyecto.

El galeno no pudo contener su emoción y les compartió la noticia a los padres del pacientito que en ese momento se encontraban en su consultorio. Terminando la evaluación médica del pequeñito, de inmediato comunicó la buena nueva a todo su equipo de trabajo.

En tanto dieran inicio los trámites para la construcción del nuevo nosocomio, había que seguir gestionando recursos para mejorar las condiciones del entonces Hospital Infantil. Fue así, como el director, a través de su equipo de trabajo, se puso en contacto con una de las cadenas de supermercados más importantes de la localidad, quienes ofrecieron llevar a cabo la campaña de donativos denominada "redondeo", esto con la finalidad de adquirir equipo de rayos X necesario para cierto tipo de cirugías. Uno de los requisitos de estos donativos, es que el gobierno estatal debe empatar la cantidad de dinero que resulte de la actividad. En efecto, luego de terminado el tiempo destinado al "redondeo" del hospital, la empresa de supermercados entregó la cantidad reunida, en un evento donde, a la par, el gobierno estatal entregó la misma cantidad, logrando con ello comprar el equipo médico mencionado.

Satisfacciones como estas fueron de menos a más; sin embargo, también hubo que seguir pasando eventos bochornosos que el director tuvo que poner en su lugar.

Mínima era la compensación económica que recibía el galeno por su cargo de director, y por otro lado, tenía un descuento permanente, cantidad que sin su autorización iba directo a las arcas del partido oficial. Aunado a eso, en época electoral se le pedía reunir un número fijo de firmas de colaboradores cercanos, de otros trabajadores y de familiares, junto a una copia de la credencial de elector de los firmantes, indicación que nunca llevó a cabo a pesar de las presiones de oficinas centrales.

Personal médico y de enfermería que tenían trabajando varios años para la institución bajo contratos temporales y con ingresos menores a sus compañeros de base, a pesar de trabajar el mismo número de horas y de desempeñar las mismas o más actividades, decidieron iniciar una demanda, exigiendo su base laboral y, por ende, homologación de salarios y prestaciones. Reclamo más que justo, puesto que había trabajadores que tenían laborando continuamente casi 10 años sin conseguir la tan anhelada basificación laboral.

Durante ese proceso, el director de recursos humanos de oficinas centrales solicitó a la responsable de dicha instancia en el Hospital Infantil, que recabara la firma del director para unos supuestos nuevos contratos del personal médico y de enfermería.

Cuando el director revisó dichos documentos, se dio cuenta de algunas inconsistencias por lo que preguntó a su responsable de recursos humanos:

—¿De qué se trata esto licenciada? ¿Qué no habíamos firmado ya estos nombramientos la semana pasada?

—Así es doctor, pero de oficinas centrales quieren que los cambiemos por estos nuevos.

—Tráigame por favor los contratos que ya habíamos firmado.

Luego de unos instantes, la licenciada regreso con los documentos solicitados.

–Hmmm, como me lo imaginé, hay cambios muy importantes en estas nuevas versiones que nada favorecen a nuestros compañeros. Y curiosamente son todos los nombramientos de quienes están demandando.

– or favor licenciada, regrese esos nombramientos y dígale al licenciado Santillón que no los firmaré, jamás nos prestaremos a ser cómplices de esos negocios sucios –¿está claro?

–Si señor, inmediatamente le pido al chofer que se los haga llegar.

Una hora después, el director recibió una llamada del licenciado Santillón:

–¡Buenas tardes doctor! ¿Cómo se encuentra? –preguntó el licenciado en tono por demás amable.

–Muy bien licenciado –contesto el director.

–Me dijo su jefa de recursos humanos que se negó a firmar los nombramientos que le envié –dijo en tono ya menos cordial.

–Así es licenciado, ya la semana pasada firmé esos papeles, no veo porque los enviaron de nuevo, creo que se equivocaron allá en oficinas centrales.

—Mire doctor —dijo el licenciado ya en tono de molestia—. No le estoy pidiendo un favor, ¡le estoy dando una orden! Recuerde que soy su jefe ¡Así que espero esos documentos firmados hoy mismo! ¿Le quedó claro?

—Por supuesto que tengo bien claras sus negras intenciones, y de una vez le puntualizo que yo no me prestaré a colaborar con sus tranzas. Las exigencias de mis compañeros son genuinas y el que yo sea el director del hospital no significa que tenga que negarles mi apoyo o que tenga la obligación de estar en contra de ellos por ser directivo. Por otro lado, le recuerdo que mi único jefe es el director general, por lo tanto, en cuanto regrese de su viaje, le haré saber mi negativa a participar en este tipo de acciones. ¿Le quedó claro?

—Esto no se quedará así doctor, usted es parte de nuestro equipo y esta acción suya la considero una insubordinación.

—Piense lo que quiera licenciado, yo soy parte del equipo del Hospital Infantil, gente honesta que trabaja a favor de la salud de nuestra niñez. Así que ya sabe, si no le gusta mi forma de hacer las cosas, yo no estoy casado con ningún puesto, mi responsabilidad esta con mi personal y con nuestros pacientes. ¡Que tenga una excelente tarde!

Dicho eso, ambos colgaron el teléfono.

Una semana después del incidente, el director general de oficinas centrales llamó al galeno:

—¿Cómo está doctor Iván? ¿Qué dice el Hospital Infantil?

—Todo muy bien doctor, y a usted, ¿cómo le fue de viaje?

—Excelente doctor, las gestiones del nuevo equipo van viento en popa.

—Son muy buenas noticias mi estimado doctor —dijo el pediatra.

—Iré directamente al grano de mi llamada doctor. Me enteré de que tuvo una situación incómoda con el licenciado Santillón, y es por eso por lo que le llamó, primero le ofrezco una disculpa por la actitud del licenciado y segundo, le informo que efectivamente, dicha situación fue un error de las secretarias, pensaron que aún estaban pendientes esos documentos. Así que esperemos que estas cosas no vuelvan a pasar.

—No se preocupe doctor, a veces suceden errores, lo importante es que se detecten a tiempo y no se afecten a terceros.

—Muy bien mi estimado amigo —dijo el director general—. Lo espero la semana entrante para ver los avances del proyecto del nuevo Hospital Infantil. ¡Que tenga un excelente día!

-Igualmente doctor. Nos vemos la semana entrante.

Las reuniones para conformar el proyecto de construcción del nuevo Hospital Infantil fueron cada vez más frecuentes, el director y su equipo de trabajo invirtieron un par de años entre la recolección de la documentación requerida y los encuentros con directivos de diversas instancias del gobierno estatal, algunos comités del Congreso del Estado y representantes del estado en la Cámara de Diputados y en el Senado de la República.

Incluso, estando el director de vacaciones con su familia, fue requerida su presencia a una reunión con el comité de gestores del proyecto, por lo que tuvo que tomar el primer avión disponible para acudir a dicha convocatoria. Cumplida la responsabilidad de mostrar el proyecto ante autoridades de alto nivel, regresó con su familia para concluir sus necesarias y tal vez merecidas vacaciones.

Pero luego de estos dos años de arduo trabajo, las autoridades gubernamentales dieron la noticia de que ya se tenían los recursos federales y estatales para iniciar la construcción del tan anhelado nuevo Hospital Infantil. Lo cual provocó algarabía entre la comunidad, pero sobre todo entre los trabajadores del hospital, ya que, para ellos, significaba la esperanza de contar con instalaciones y equipamiento de primer nivel para ofrecer una mejor atención a sus pacientes.

Durante la gestión del pediatra Iván, también llegaron diversos reconocimientos, certificaciones, recertificaciones y premios por el excelente nivel de atención que día a día los trabajadores demostraban a través de su compromiso, esfuerzo cotidiano y amor por sus pacientes, a pesar de las múltiples carencias del entonces hospital.

Uno de sus último desagradables asuntos, fue cuando el responsable de mantenimiento le informó que en su oficina se encontraba uno de los proveedores, el cual enviaron de oficinas centrales para que les entregara parte de las ganancias por haberlos preferido en la licitación. Correspondía una tercera parte para cada uno de ellos: jefe de mantenimiento, administrador y director de la unidad médica.

—Mire ingeniero —le dijo muy molesto y decepcionado el director—. Usted se hará cargo de regresar ese dinero y si me enteró que usted, el administrador o algún otro miembro de nuestro hospital toma cualquier parte de esa cantidad, levantaremos el acta administrativa correspondiente para despedirlos de la institución, sobran motivos para justificarlo. Además de tratarse de un acto ilegal y vergonzoso, ¿qué ejemplo le quiere transmitir a sus hijos? ¿vale la pena el desprestigio de venderse por esa ínfima o cualquier otra cantidad?
—Una disculpa doctor, me dejé llevar por la corriente. En oficinas centrales es tan común esta situación que no pensé claramente lo que estaba haciendo —dijo apenado el ingeniero—. En este momento me encargo de cumplir sus indicaciones y de despedir al proveedor.

Era secreto a voces el asunto de las corruptelas y favores recibidos entre autoridades y proveedores, pero antes de fungir como director, el galeno nunca había estado inmerso en dichas acciones, y mucho menos, había imaginado tener las pruebas suficientes para corroborar que no se trataban de leyendas urbanas estos actos ilegales.

Pese a sus responsabilidades como director del hospital, el pediatra Iván nunca dejó de lado sus actividades académicas como profesor de pediatría e infectología; además, diariamente pasaba visita en el servicio de enfermedades infecciosas y también continuó a cargo de la Clínica de Tuberculosis que años atrás, su maestro Don Carlos y él crearon.

Un poco cansado de tener que convivir y luchar contra persistentes actos de corrupción, así como contra carencias y faltas de apoyos para pacientes y trabajadores de la institución, el galeno decidió solicitar un consejo a Don Alejandro, a quien además de respetarlo y admirarlo por su moral intachable, siempre recibía de él excelentes recomendaciones.

—Estimado maestro, ¿puedo quitarle un poco de su tiempo? —preguntó el galeno a Don Alejandro.

—Claro doctor, ¿en qué puedo ayudarlo? —respondió amablemente Don Alejandro.

—Quiero pedirle un consejo. Además de sentirme decepcionado, también estoy un poco cansado de ir contra corriente y seguir viendo tantas carencias en nuestro hospital, pero sobre todo, me tiene muy contrariado la corrupción prevaleciente en este medio. No me siento cómodo, incluso, aunque no participo en estas prácticas, finalmente estoy inmerso en ellas.

—Mire doctor —dijo en tono amable y paternal—. No solo en nuestro medio vivimos la cultura de la corrupción, pero es mejor estar "dentro que fuera del ring", ya que adentro podemos pelear directamente contra el enemigo. Se que es más cómodo para el espectador, ya que afuera no se reciben los "catorrazos", pero haga una reflexión y se dará cuenta de todo lo que ha logrado hacer en su puesto, situación que no hubiera sucedido solo desde la trinchera. Usted ha estado cerca de los "Dioses del Olimpo" y ha podido ayudar a muchos pequeñitos indefensos y a sus familias. Nunca olvide eso.

El director agradeció el consejo y mientras Don Alejandro se alejaba con su pausado caminar, el galeno disfrutó la sonrisa de cada niño agradecido que su memoria le regaló en ese momento.

En el ocaso de la vida

Fueron los ruidos intensos que las gotas de lluvia provocaron en los vidrios de su carro, los que despertaron al galeno de su profundo sueño. Fue tan real la sensación de haber vivido de nuevo su pasado, de haber estado en diversas situaciones de gran aprendizaje y en contacto con personas que enriquecieron múltiples momentos de su existir.

Aun con el placentero sabor de boca que le dejaron esos chispazos de recuerdos, estaba consciente de que su lozanía se quedó en el pasado, que de aquella fortaleza juvenil solo quedaron las memorias.

Evocaba el nombre de su amada para poder vivir, pero en lo profundo de su ser, tenía la necesidad de encontrarse con ella en el paraíso.

La nostalgia de su paso por este mundo satisfactoriamente vivido, felices remembranzas que aún estremecían su cuerpo y que a la vez sostenían los últimos momentos de su existir, eran el alimento necesario y placentero en la espera del ocaso de su vida...

Epílogo

La pediatría: mis motivos

Es muy posible que algunos lectores, después de conocer ciertos pasajes expuestos en la presente obra, se sientan decepcionados de quienes tenemos la responsabilidad de resarcir y cuidar la salud de nuestros pacientes; pero, afortunadamente, estos sucesos no son el común denominador, lo habitual es encontrarse a un ser humano dedicado a la medicina por vocación, entregando corazón y vida a su profesión, a sus pacientes, incluso, por encima de las responsabilidades y amor que necesita y merece su familia.

¿Qué ser humano no ha recibido en algún momento de su vida la atención cálida y profesional de ese ser de bata blanca y pulcra, que a pesar de sus propios problemas familiares y de salud siempre tiene una sonrisa que regalar?

¿Qué no es el médico la primera persona, quien, con la misma sonrisa afectuosa y sincera nos da la bienvenida cuando nacemos y es, justo ese mismo individuo, quien vela por nuestra salud durante toda nuestra vida y finalmente nos despide en nuestro lecho de muerte?

¿Cómo pues, un ser humano puede juzgar de negligente o doloso a un médico, después de múltiples ocasiones de haberlo rescatado de la enfermedad y de la muerte?

¿Por qué como paciente, señala y culpa cruelmente al médico por el efecto indeseable que su cuerpo presentó al contacto con el medicamento administrado; o ante la reacción inmunológica adversa de su organismo a la cirugía practicada y que nada tienen que ver con la actuación bien intencionada del galeno?

¿Por qué no hizo público su reconocimiento o su agradecimiento a ese noble profesional de la medicina, cuando resarció su salud en tantas ocasiones y quien, también en algún momento salvó su vida de esa grave enfermedad?

Seguramente la ideología de mis padres, acerca de "hacer el bien sin mirar a quién", influyó en el desarrollo de mi vida profesional, pero creo que fue la vida misma, la que al paso de mi crecimiento como ser humano, me fue enseñando cuan cruel puede ser el hombre con su prójimo y lo duro que es ver llorar y sufrir a un niño, por su enfermedad, su desnutrición, su pobreza...sus miserias.

Mientras que unos cuantos, día a día amasan impresionantes fortunas, sin importarles a quien pisotean en su afán incesante por alcanzar la "gloria"; muchos más, se hunden irreversiblemente en la inopia, en un mundo infrahumano al cual nadie quisiera pertenecer, y pocos, muy pocos, hacemos algo por quebrajar tan cruel, dolorosa e injusta realidad.

Como lo comenté en algún momento de mi narrativa, la famosa vacuna de penicilina benzatínica que cada veintiún días se me aplicaba por el peculiar diagnóstico de "principios de fiebre reumática", me hizo pensar en la posibilidad de formar la "liga de los niños contra las inyecciones"; sin embargo, al darme cuenta de que en ese tiempo era uno de los pocos antibióticos con los que se contaba, me ayudó a decidir unirme al que durante mucho tiempo consideré mi enemigo, y en mi práctica profesional, solo indicar en mis pacientes, medicamentos que siguieran el principio básico de la medicina: evitar el dolor y nunca provocarlo; por lo tanto, en raras ocasiones indique algún medicamento inyectado.

A pesar de que en algún momento tuve la posibilidad y el deseo de dedicarme al magisterio, desde niño siempre hubo en mí, la ilusión de ser como aquel hombre bueno que de blanco se vestía: el médico. Más aún, definitivamente mis pediatras de niño y posteriormente como maestros en la Facultad de Medicina y en mi especialización: Alberto Chávez Cázares (†) y Alfonso Tarín Aranda (†) apuntalaron mi decisión. Su entrega por los niños, entre consejos y regaños a las madres de familia, me invitaron a adentrarme a este fabuloso mundo de la pediatría.

Pero ya en mi preparación durante la especialidad de pediatría, no puedo dejar de mencionar y reconocer a maestros y decanos que fueron parte importante de mi formación profesional; quienes marcaron mi vida forjando mi carácter como pediatra: Doña Graciela Domínguez Rivera, Lourdes Trevizo González, Don Carlos Nesbitt Falomir, Don Alejandro Seyffert Romero (†), Juanito Gutiérrez Almunia, Armando Loya Zapata, Javier I. Salas Uribe, Héctor Villanueva Clift y Sergio Elizalde Morton; todos, excelentes maestros y buenos amigos. En mi corto paso por el Instituto Nacional de Pediatría, también tuve la oportunidad de aprender de ilustres profesionales de la pediatría, como: Don Gildardo Valencia Salazar (†), Miguel Ángel Rodríguez Weber, Bertha Candelas Ramírez, Roberto Rivera Luna, Armando Martínez Ávalos y Carlos Leal Leal; y en mi senda por el Hospital General de Ciudad Juárez, César A. Villatoro Méndez, quien además de sus enseñanzas en el campo de la cirugía pediátrica, también fue mi asesor de tesis durante el tiempo que pasé como residente de pediatría en dicha institución; así mismo, en dicho hospital también tuve la fortuna de aprender neonatología con el Dr. Guillermo Armijo Steffen, excelente profesional de la medicina y gran ser humano. Amén de un numeroso grupo de maestros que apoyaron mi andar por ese camino a la pediatría, sobre todo del Honorable Hospital Infantil del Estado de Chihuahua, donde tuvimos la fortuna de ser adoptados por nuestra querida Carmelita Hernández, enfermera de gran vocación y entrega humanitaria.

Hospital Infantil, casa de todos, donde solo basta con adentrarse en el maravilloso mundo de los niños, para aprender de cada uno de ellos, su sabiduría, y un, por demás interesante, capítulo del vasto conocimiento de la pediatría.

Luz y sombra ¿Cuál es el sentido de éstas dos palabras en la práctica médica? La luz representa al vigía permanente, al noble ser humano, pendiente de la salud de su paciente; y la sombra, representa la protección, el cuidado cálido que el médico ofrece integral y permanentemente a la familia y su entorno.

www.ingramcontent.com/pod-product-compliance
Lightning Source LLC
Chambersburg PA
CBHW070325220526
45467CB00001B/39